THE ENCYCLOPEDIA

純露芳療

OF HYDROSOLS

全書

目錄

PART 1
純露的基礎認識

PART 2
純露指南

PART 3
身心靈問題建議處方

附錄

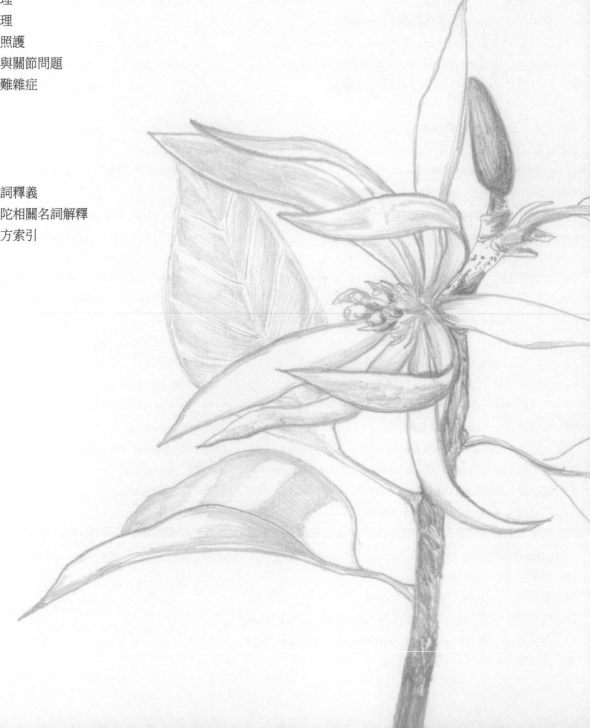

序

滴水穿石。

——忒奧克里托斯
（Théocrite，約西元前 310～前 250 年，古希臘詩人、學者）

我從 1993 年起開始教導芳香療法，純露對我一直有種巨大的吸引力，我在教學初期就將純露納入課程中。然而當出版社於 2004 年要求我寫一本以純露為主題的書，我覺得自己像是這塊鮮為人知領域的先鋒；不過，因為與幾位跨領域治療師的緊密合作，以及自己使用純露的實作經驗，其實已經累積了相當的基礎。幾年時間就這麼過去了，今天大家對於這些神奇之水的興趣愈來愈濃厚，或許因而促使蒸餾師增加純露的產量，並讓純露成為芳香療法與植物療法不可或缺的一部分。日常工作中對於純露的使用，同樣也給了我一些新的啓發，讓我想更加深入地完善這套方法。

純露和精油蘊含了植物完整的能量資訊。我們可以視蒸餾為一種轉換過程，將植物最微妙的成分釋放出來，像是它的本質、它的靈魂……。

觀察純露所引發的變化，無論是在心理情緒、精神或肉體層面，皆令人讚嘆不已。
相信植物以及它們所帶來的神奇之水，會提升人的意識，並且支持身體和心靈的進化與療癒。純露是相當重要的治療方法，因為純露可以融入日常生活當中，大多沒有使用禁忌，而且通常具有強大的治療效果。

純露療法可以與中醫、阿育吠陀、自然療法等相輔相成，也可以與其他植物療法完美地結合。從能量學角度來看，純露散發極度強大的能量，可為人帶來徹底的轉變，無論是在心理情緒或是身體層面；這種效果很難單從純露中微量的芳香分子得到解釋。純露就像是植物重要的信息傳遞使者。

我希望這本書就像是對於純露的療癒作用以及能量振動功效的禮讚，好讓植物留下的印記可以融入我們的生活，進而展開意義重大的療癒之旅。

導論

歲月永消樂不疲，唯有潺潺清泉水。

——尹善道
（西元 1587～1671 年，朝鮮詩人）

　　純露是植物經由水蒸氣蒸餾法萃取而成的水製品，與精油同時產生。純露的法文是 Hydrolates（原意是水乳狀），又稱為 Hydrosols（原意是水溶液）或 Florales（花水），尤其當它是由花朵如玫瑰或是橙花所蒸餾而成。

　　純露療法（Hydrolathérapie）是植物療法和芳香療法的一部分。純露的活性成分與精油不盡相同，純露的活性成分中有些是親水性的，也就是可溶解於水，這些物質只能保留於純露中而無法留存在精油裡。純露含有較多具有消炎性質的有機酸，亦含有其他可溶於水的植物成分。依據針對純露與精油進行比較的研究，有些植物純露與精油的化學結構相當類似，有些則相當不同。由於目前甚少有純露的氣相色譜分析圖，純露專題論述所提到的化學類型乃是援用或參考精油的化學類型。然而，我們常可以用鼻子聞到純露裡有 1,8 桉油醇或樟腦的成分。

　　每個純露製造者蒸餾萃取的方法都不太一樣，蒸餾的時間、蒸氣的壓力、蒸餾器具的材質，還有植物以及水的品質，這些都是影響純露品質及其活性成分濃度的關鍵因素。其中，水質無庸置疑是決定品質的最重要因素之一，使用不流通、甚至是汙染的水來進行蒸餾的純露，是無法與使用純淨山泉水製作的純露相提並論的。

　　此外，現在可以遇到專門製造植物純露的生產者（因其蒸餾出的精油並不足以量產），製作出來的純露如：黃玉蘭、茉莉花、椴樹花（菩提花）純露，往往有著令人意想不到的高品質。舉例來說，我之前曾參觀位於台灣山林裡的蒸餾廠，那兒只生產純露，而且所使用的山泉水是直接流進蒸餾器裡，我很少品嚐到如此令人驚艷的高品質純露。

　　這芳香之水幾個世紀以來在許多文明裡皆有使用紀錄，難以想像沒有玫瑰或橙花純露的東方風味甜點。純露在中國古代被稱之為藥露，近幾年在治療師及自然療法圈子裡受到熱烈歡迎。這個現象或許激發了純露生產者，供應了更廣大範疇的微妙之水，目前在全球市場上可以看到豐富的純露產品。

　　跟所有植物療法的產品一樣，治療結果與產品的品質息息相關。純露的保存期限比精油還短，市面上不幸地有許多純露摻有化學合成物、防腐劑，以及用酒精或乳化劑溶解的精油。

　　這些產品不具有純露的有效治療特質，也無法取代純露。將精油加入水裡不會創造出純露。由於純露是酸性的，因此會抑制細菌滋長，但卻無法抑制真菌生長，純露並不是無菌的。有些生產者會讓純露照射紫外線，因而延長保存期限，這個作法可以維護純露的品質。

　　純露的使用方法相當多元，它的 pH 值為 5 到 6，因此特別適合用來滋潤皮膚，還有一些相當有趣的用途如：保養身體、加入料理、照顧嬰兒以及感官歡愉等。然而我認為純露還有許多尚待開發的可能性，在此邀請你們來發現這些可能性，並將之融入日常生活當中。

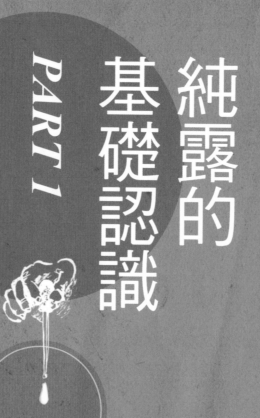

純露的
基礎認識

PART 1

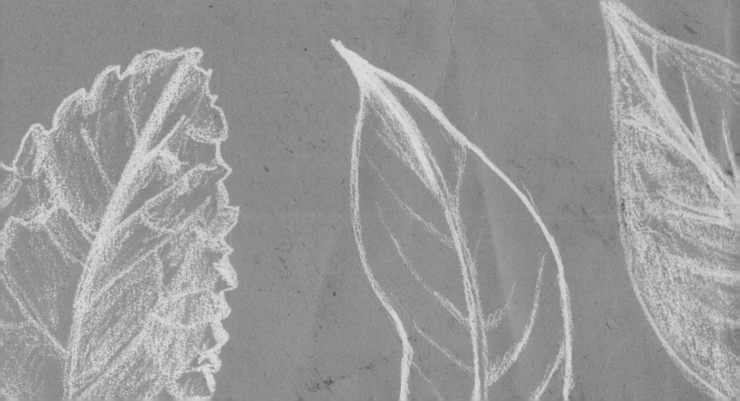

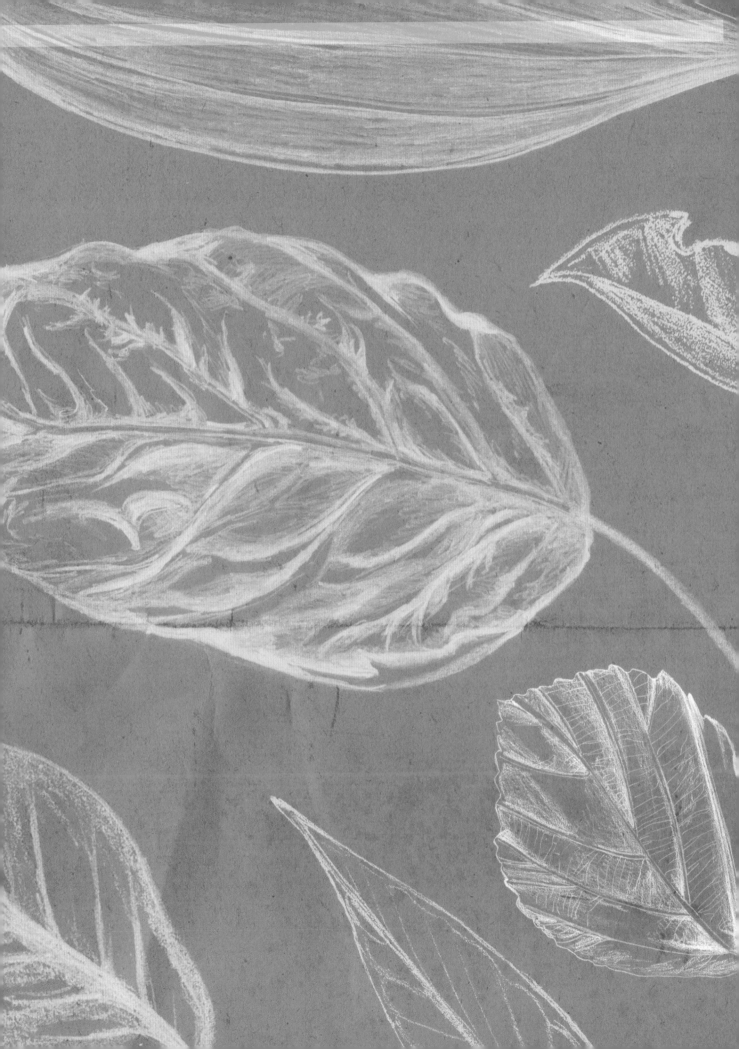

在很久很久以前……

任何一件微不足道的小事都有上帝的旨意，
就像一滴水裡可以有整片天空的無垠無限。

——喬治・貝爾納諾斯
（Georges Bernanos，西元 1888～1948 年，法國作家）

　　蒸餾萃取液已有近五千年或更久的歷史，其中最有名的或許是玫瑰花水。1975
年在巴基斯坦發現了一個年分可追溯到西元前三千年的陶瓶，這個容器的用途即是
裝盛玫瑰花水。從古代到現代歷史裡，一直都有許多描繪蒸餾過程的傳說與圖片。
有「醫學之父」美譽的希波克拉底（Hippocrate，古希臘醫生）就已經使用花水來進
行治療。在歷史裡可以找到許多以純露為基礎的處方：

- 十四世紀，匈牙利皇后使用的一種藥劑裡含有酒精以及香蜂草、橙花、玫瑰
  與薄荷純露。
- 十三世紀末，巴黎加爾默羅會（Carmélites）修道院的修女，使用的藥水配
  方，以香蜂草純露為主要成分，再搭配歐白芷根、檸檬皮、芫荽籽、肉豆蔻、
  丁香花苞以及肉桂皮。修道院的修女製造這個著名的香蜂草藥水已好幾百年
  了。
- 大約在西元前 1100 年，著名的波斯醫生阿比西納（Avicenne）常提到以芳
  香植物蒸餾萃取製成花水。阿比西納似乎改良了純露蒸餾法，時至今日，仍
  可看到許多來自這個時代的處方，其中記載了完美的蒸餾方法。
- 十八世紀的女性會在許多烹調料理中使用純露，以得到其治療效果。有些處
  方甚至會用到二十種植物純露。人們將純露調製成醫療用或烹調用的藥劑與
  糖漿。皇室宮庭裡亦將花水當成香水，用來遮蓋體味。此年代的書籍記載約
  兩百種不同的純露。
- 中國人將純露稱為藥露，時至今日都還在傳統醫學裡使用。
- 鼎鼎有名的埃及豔后克麗奧巴特拉（Cleopatra）每天都會使用玫瑰花水，並
  且相當頌揚其養生及美容效果。玫瑰花水即是她傳說中的美麗祕方。
- 米開朗基羅（Michel-Ange）在茶裡加入玫瑰花水，這樣就能緩和他的暴怒
  性格。
- 拜占庭帝國皇帝米海爾三世的醫生——諾努斯・狄奧法內斯（Nonus
  Theophanes）將玫瑰花水當成藥方使用在各式治療裡。
- 敘利亞醫生——撒拉平（Serapion）將玫瑰花水當成眼藥水使用。
- 中世紀時，花水已出現在藥局裡的配藥室。
- 1907 年瑞士藥典上記載了接骨木和菩提花純露。

　　接下來的二十世紀，由於人們對於精油的重視，使得精油在某種程度上取代了
純露與花水的用途。因為沒有得到市場的青睞，蒸餾產生的花水有好些年被捨棄丟
掉。只有幾種純露如：玫瑰、橙花、薰衣草純露仍維持一定產量。時至今日，純露
的療效又重新得到應有的重視，而且愈來愈受歡迎。

純露能量療法

如果你在尋找偉大的存在本質，植物會是你的良師益友，
它們的無欲無求可以啓發你‥‥

——弗里德里希・席勒
（Friedrich Schiller，西元 1759 ～ 1805 年，德國詩人、哲學家、劇作家）

　　純露作為微妙之水，裝載著植物的靈魂，能迅速在心理情緒以及能量層面發揮作用。水就好比是植物最鍾愛的傳遞者。人的身體有百分之七十是由水組成，所以特別容易接收來自植物的微妙之水的訊息。以《來自水的信息》一書聞名的日本科學家江本勝（Masaru Emoto），他的研究顯示了水的品質是如何容易受聲音以及外在環境影響而改變。純露擁有植物完整的印記，含有它最深層的訊息。

　　水代表純然的元素力量，它充滿活力。當您潛入海浪之中，當您將水潑灑臉上，您可以感受到它生生不息的力量。純露讓我們更貼近這種生命力，與植物治療能量結合的生命力。水是地表上最常見的有機鏈，它無所不在地存在我們體內與身邊。決定純露特質的不僅僅是芳香分子，水本身也是一種活性成分。遠古時期的希臘人、埃及人和羅馬人已經知道水具有強大的治療力，並將水視為令人返老還童的青春之泉。

　　純露的強大功效，難以單用科學及理性的方式來解釋，如果忽略了其能量振動層面，就無法理解為什麼僅含有千分之二到三芳香分子的純露，竟然可以激起這麼大的作用，它們傳送的訊息對於生理現象有著重大影響。

　　植物供給人類食物、衣服，就像仁慈的母親一樣保護著人們。阿育吠陀醫學教導我們應該以數世紀前使用植物的方式來使用它們。從神祕學的觀點來看，當全球市場出現大量的純露，這或許是一個徵兆，告訴我們植物界在支持著我們，並協助我們得到療癒。

品質判定

人們對於品質的記憶往往比價格來得長久。

—— Gucci

像我之前提過的，品質的判斷標準是一個療法成功與否的關鍵。但是對消費者來說，找到判定品質的標準卻是困難的。常常碰到的是被稀釋的、被汙染的純露，而且不幸的是，很難找到高品質與純淨的純露。因此，我們可以先認識一些選擇的標準：

A. 水的品質

這可能是最重要的一個指標了。它是純露的活力元素：唯有純淨的水源能夠生產高品質的純露。不幸的是，含硫酸鹽的水、被有毒殘留物汙染的水，常用來蒸餾純露。當然最好是優先選用有機純露或是野生植物的純露，但這也不一定是絕對的保證。

B. 有效成分的濃度

與精油不同的是，純露裡的有效成分濃度很微量。大概只有千分之二到三。不過，高品質的純露會有較高的有效成分。也因為如此，基本上只有蒸餾前段約十幾公升的純露會被收集起來，因為再接下來純露的有效分子含量將更稀少。嗅覺測試具有決定性。只有高品質的純露會有濃烈的香氣。

C. 百分之百純度與天然

只選用百分之百純度的純露，可能的話，最好是有機或野生植物蒸餾的純露。

D. 新鮮

高品質的純露，活性成分的濃度較高，能夠保存 12 到 24 個月，有的甚至可以保存更久。最好是使用有顏色的瓶子，能提供純露較好的保護。

E. 價格

顯而易見地，好的純露價格較高。可以優先選擇在芳香與植物療法領域中具有專業素養的供應商。千萬不要被過於廉價的商品蒙蔽雙眼，因為治療的成果取決於產品的品質。不同供應商的價格也有顯著的差異。這點也要小心謹慎。價格可以從便宜的一般純露到十倍價位的高品質產品都有。

保存方式

　　純天然並且未經稀釋的高品質純露能夠保存 12 到 24 個月，某些純露甚至可以保存更久。較不易保存的純露有接骨木、矢車菊、香蜂草，以及側柏醇百里香純露。其他的純露甚至有可以保存超過 24 個月的。再重申一次，純露的品質是保存期長短的決定因素。蒸餾出來的純露再微過濾一次是很重要的。

注意
事項

- 通常嗅覺測試就足以判斷純露是否還能使用。過期的純露將不具有香氣，因為細菌已經摧毀其中的芳香分子。它們的氣味會變酸，讓人聯想到酒醋的味道。

- 純露裡可能出現的白色絲狀體，通常是無害的，也不會讓產品壞掉。可以使用咖啡濾紙將它們過濾掉。

- 應以有顏色的瓶子盛裝純露，在每次使用後立即關上瓶蓋，並避免陳列在光線下。玻璃瓶較塑膠瓶更能保護純露免於細菌的侵害。

- 正當酷暑時，最好將純露存放在冰箱裡。攝氏 15 到 18 度是理想的溫度。

使用方式

純露的使用方式相當多樣：

① 噴灑在空氣裡。
② 當成保養品使用。
③ 加入食材中為料理增添美味。
④ 作為絕佳的治療工具。

　　純露療法與芳香療法最大的不同，在於口服純露較精油簡易許多，而且副作用較少。儘管如此，還是需要專門的知識才能恰如其分地使用純露。不同的純露可以調合使用。複方純露的協同作用往往能得到比單一純露更好的效果。不過，留意口感的品質還是很重要的，不然就可能會遇到個案中途放棄療程的風險。也請注意，調製複方純露可能會縮短它們的保存期限。

烹飪

- 為了保留純露的風味，我們只會在烹煮的最後階段才加上純露，或是作為生冷食物與甜點的調味料。我們可以在上菜前將純露噴灑於料理上。
- 純露可以為冰沙、果汁與生菜帶來一種細緻的口感。
- 黃玉蘭、露兜、玫瑰、橙花、胡椒薄荷純露，可以增加自製雪酪與冰淇淋的風味。
- 帶有花香與甘甜的純露，像是玫瑰、黃玉蘭、薰衣草或橙花純露，都可以為水果沙拉、雪酪與冰淇淋帶來異國風。
- 帶有辛辣氣味的純露，像是百里香、冬季香薄荷或羅勒純露，可以讓油醋變得比較清爽不油膩。
- 肉桂、檀香或橙花純露，會為冷熱巧克力飲料增添細緻的調性。
- 帶醬汁的菜餚在烹煮完成的最後階段，加上少許幫助消化的純露，會讓菜餚更容易消化，像是羅勒、冬季香薄荷、百里酚百里香、肉桂、迷迭香純露等。
- 調製雞尾酒或檸檬水飲料的純露組合，則有更多無限的可能性。
- 以純露冰塊調製雞尾酒，會為雞尾酒增添多層次的調性。

美容
保養

　　純露經常使用在「自製」美容用品中。就算是沒有自己做乳霜，也可以把純露用來保養肌膚。

- 純露是絕佳的化妝水，可以依據個人皮膚狀態選擇適合的純露。
- 純露可以用來調製黏土面膜，或加入以天然成分為基底的面膜產品裡使用。
- 以純露蒸臉有助於皮膚清潔與拔出黑頭粉刺。
- 海水浴一天後或密集工作一天下來，可以使用純露噴灑全身以舒緩壓力，並使身體與精神都恢復活力。
- 長時間在電腦前工作，可以使用玫瑰純露、黃玉蘭純露或天竺葵純露，規律地噴灑臉部與雙眼。
- 皮膚出油或不乾淨時，以沉香醇百里香、玫瑰草或薰衣草純露，規律地噴灑臉部。

噴灑
擴香

　　大家已習慣使用精油來薰香，純露噴霧卻還不是常見的用途。然而同一植物的純露與精油，純露的香氣有時會比精油還來得更美好、細緻。清澈明亮的純露有時會具獨特的香氣，因為同一植物的純露化學結構與其精油不盡相同。有些植物只能生產純露，因為隨之生成的精油並不足以量產，它們的純露往往相當細緻（例如：茉莉、黃玉蘭），有著非常高的品質，因為它們的生產者專門製造純露，只出產少量精油，甚至完全不產精油。雖然純露與精油不會溶合在一起，但在調製純露噴霧時，加入精油是饒富趣味的作法，只要在噴灑之前搖晃瓶子就好了。

- 慶祝兒童生日的時候噴灑玫瑰純露，可讓過度亢奮的情緒立即平靜下來。
- 在臥房裡噴灑茉莉或黃玉蘭純露可喚醒性慾。
- 在辦公室噴灑天竺葵純露可創造正面的氛圍。
- 在衣物上噴灑天竺葵、胡椒薄荷及薰衣草純露可驅趕小蟲子。
- 在工作會議中噴灑乳香純露可加強溝通能力。

嬰幼兒
護理

純露是我們保護小孩子健康的珍貴盟友，純露不會刺激嬌嫩肌膚，幼兒接受度高且成效良好。可將純露加入洗澡水，或加入擦屁股和擦手的溼紙巾裡使用。以內服方式使用時，使用劑量因年齡而異。未滿一歲時，每天於奶瓶中加入 1/2 茶匙（即 2.5ml）就足夠了；滿週歲以後，每天可加入 1 茶匙（即 5ml）。以下幾個建議處方：

- 將橙花或羅馬洋甘菊純露加入奶瓶，或加 1 湯匙（即 15ml）於洗澡水中，可安撫幼兒躁動。哺乳媽媽可將這些純露噴灑在乳頭上。
- 將玫瑰、天竺葵或薰衣草純露加入洗澡水或飲用水中，可安撫「發脾氣」中的幼兒。
- 將羅馬洋甘菊純露噴在牙齦，可舒緩長牙的疼痛（可將純露用水稀釋一倍），一天使用數次。
- 羅馬洋甘菊和羅勒純露可以舒緩腸絞痛，哺乳媽媽可將純露噴灑在乳頭上。
- 檸檬馬鞭草和羅勒純露可以紓解便祕（加入奶瓶或將純露噴灑在乳頭上）。
- 免疫系統低弱時，可將沉香醇百里香、玫瑰草或乳香純露加入洗澡水中。
- 尿布疹發作時，可將玫瑰、薰衣草、玫瑰草或德國洋甘菊純露噴灑於患處（使用單一純露或混合數種純露使用皆可）。
- 鼻炎症狀時，可使用沉香醇百里香或香桃木純露來製作鼻噴劑。
- 若有睡不著或做惡夢的現象，可在幼兒房間噴灑橙花或黃玉蘭純露。

治療
用途

以治療觀點而言，口服方式通常是最有效的途徑之一。面對像是季節變化，或是在流行病時要強化免疫系統，於長達幾個星期的療程中服用純露，便可得到相當好的效果。

服用方式通常是將 1 茶匙的純露加入 1 杯溫熱水中喝下，每天 3 次，或是將 1 湯匙純露加入 1 公升的常溫水裡飲用，不可使用氣泡水。一個療程通常持續 20 至 40 天，一瓶 200ml 的純露大約是 20 天的用量。

純露無疑是優良且重要的排毒劑。經由口服途徑吸收，純露會在個人體內器官上發揮功效，直接對整個消化以及新陳代謝系統產生作用，而也只有這些系統正常運作，才能加強促進免疫力。

內服

· 1 茶匙（即 5ml）純露加入 1 杯溫熱水中，餐前或餐後服用，每天 3 次，可促進新陳代謝並有利排毒過程。

· 1 湯匙（即 15ml）純露加入 1 公升溫熱水中，一整天飲用完畢，可治療更年期類型的新陳代謝障礙，以及旅行奔波或情感因素引起的失調現象。

· 關於排毒療程以及久治不癒的症狀，建議進行為期 40 天的療程，若有需要可間隔 5 天後再重複療程。

外用

· 熱敷或冷敷於治療部位。

· 加入泡澡水中。

· 進行足浴，改善雙腳疼痛、腫脹、疲憊等。

· 進行坐浴以治療泌尿生殖器官疼痛、痔瘡、生殖器搔癢。

· 局部噴灑在患處。

漱口或噴灑喉嚨

· 喉嚨或口腔發炎時，將冬季香薄荷或百里酚百里香純露噴在喉嚨深處，同時也使用這兩種純露漱口。

· 口腔潰瘍時，可使用月桂純露漱口。

鼻腔吸入

· 鼻炎、支氣管炎、鼻竇炎時，可以使用百里酚百里香、藍膠尤加利、牛膝草、馬鞭草酮迷迭香純露製成的鼻腔噴劑。

灌腸

· 陰道發炎或念珠菌病症狀，進行直腸或陰道灌洗可明顯改善發炎情形。用水稀釋純露，濃度為 20% 到 50%。斷食或其他排毒療程時，亦可將 2 湯匙純露加入 1 公升的水中，進行灌腸清洗。純露對於沖洗結腸也相當有效。

鼻噴劑

· 純露製成的噴劑對於鼻炎、鼻竇炎相當有效，也適用於阿育吠陀洗鼻法（Neti）。另一較不為人知但相當有效的用途，純露鼻腔噴霧可用來對抗頭痛或頸部僵直與疼痛。

· 感冒症狀（包含過敏性鼻炎），可使用純露鼻腔噴霧或使用滴管滴入。

眼部護理

· 可使用適合的純露（例如香桃木、玫瑰純露等）來進行眼浴，或是直接噴在發炎或疲憊的眼睛上。

協同使用

純露可以與下列 5 種植物療法完美地結合。

芳香
療法

　　純露的治療功效雖然常常與精油雷同，但卻不一定會完全一模一樣，即使它們皆出自同樣植物、同一次蒸餾。純露與精油的化學組成也不一定相符，純露會保有較多植物的水溶性成分，精油則聚集較多脂溶性成分，兩種產品天衣無縫地相輔相成。

　　以內服方式使用純露，輔以外塗和吸聞方式使用精油，這種組合方式常表現出極佳的治療效果。對於進一步使用到內服方式的排毒療程，純露無疑是較妥當的選擇，因為比較沒有使用禁忌。

　　純露療法較使用精油為主的芳香療法來得溫和，這是因為純露沒有高濃度的芳香分子。但是實際使用經驗卻顯示，純露的高效能以及對荷爾蒙系統造成影響，這也是為什麼有些純露不適合在孕婦、幼兒、荷爾蒙相關癌症病患身上。（請參考書裡面的處方説明。）

　　雖然純露所含有的芳香分子濃度較低，但對於消化方面的功效卻顯得比精油更好，使用在排毒利尿、促進新陳代謝或是對抗過敏的功效也與精油一樣好。由於精油與純露系出同源，我們可以得到一個完美的組合，二者搭配方式不勝枚舉。

實例：

- 外塗精油，搭配內服純露。
- 祛痰鎮咳劑，由純露與精油組成。
- 混合純露與精油製成面膜、外敷塗料等。
- 將精油以 Fludol 乳化劑稀釋，與純露一起加入水中服用。

嫩芽
療法

　　將純露與植物嫩芽萃取精華混合，會有相輔相成的作用，可以帶來相當有趣的協同治療效果。

實例：
- 覆盆子嫩芽精華，搭配檀香、羅勒純露，適用於經期疼痛。
- 樺樹或黑醋栗嫩芽精華，搭配乳香、月桂純露，適用於風溼疼痛。
- 七葉樹（馬栗樹）嫩芽精華，搭配絲柏、穗甘松純露，適用於血液循環障礙。
- 橄欖嫩芽精華，搭配歐白芷根純露，適用於神經過敏。
- 山楂樹嫩芽精華，搭配橙花和穗甘松純露，適用於心律不整。

花精
療法

　　純露可以作為花精的絕佳基底。

實例：
- 山毛櫸花精搭配薰衣草純露，可以柔化批判心態並開啓包容心。
- 水蕨花精搭配歐白芷根純露，可以協助人下定決心。
- 菊苣花精搭配玫瑰純露，可以協助人意識到自己在愛情方面的占有欲。

───────

藥草茶或
煎藥草湯

───────

最好避免讓純露沸騰，請在茶湯煮好後再加入純露。

實例：

·　祛痰鎮咳複方藥草茶，搭配歐洲赤松純露或羅文莎葉純露。

·　養肝複方藥草茶，搭配馬鞭草酮迷迭香純露、格陵蘭喇叭茶純露、胡蘿蔔籽純露或紫蘇純露。

·　利尿作用藥草茶，搭配大西洋雪松、杜松漿果純露。

·　綠茶搭配迷迭香、義大利永久花、杜松漿果、鼠尾草純露，可以促進新陳代謝。

───────

母酊劑

───────

除了用水稀釋母酊劑，我們也可以使用單一純露或複方純露來稀釋母酊劑。

實例：

·　百里香或常春藤母酊劑，以尤加利純露稀釋作為止咳劑。

·　金縷梅、七葉樹（馬栗樹）或紅葡萄母酊劑，以大西洋雪松純露稀釋，可以治療靜脈循環不全以及腿部腫脹症狀。

·　龍膽草或香蜂草母酊劑，以芫荽純露稀釋，可以治療消化障礙。

·　蛇麻草母酊劑，以玫瑰或橙花純露稀釋，可以治療睡眠障礙並安撫孩童夜驚現象。

·　山楂母酊劑，以露兜或馬鬱蘭純露，可以治療心血管障礙。

純露與其他療法的搭配組合充滿無限的可能性，具實驗精神的人必然可以開發許多新的搭配方式。

動物純露療法

　　將精油使用在動物身上有許多限制，因為有些對人體無使用禁忌的精油，對動物卻會產生毒性反應。遇到這種情況我們就不會在動物身上進行芳香療法，但若是使用純露則無須顧慮。下列情況皆可使用純露：

- 清洗感染傷口。
- 沖洗皮毛以抑制真菌及其他發炎、感染。
- 噴灑發炎的眼睛，可以使用如德國洋甘菊這種溫和的純露。
- 用薰衣草和大西洋雪松純露噴灑皮毛，可驅逐害蟲、虱子。
- 用穗甘松純露噴灑貓的皮毛可徹底安撫牠，而且牠會喜歡這個味道。
- 用檀香、大西洋雪松、西洋蓍草純露製成外敷塗料，來舒緩關節疼痛。
- 用薰衣草和尤加利純露來對抗跳蚤（預防及治療皆可）。
- 噴灑橙花純露可以安撫躁動及恐懼不安。

動物的
治療實例

　　個案實證：「我有一位女性友人，她使用純露來照顧馬匹已有許多年了。她因此持續觀察到純露對於這個尊貴動物所發揮的良好功效，像是治療身體傷害或是安撫情緒。用黏土及玫瑰純露製成的敷料對於傷口常有神奇療效。」

　　「當時我在法國南部拜訪一位女性友人，我們所在之處可以遠遠地看到煙火。雖然離得很遠，朋友的小狗還是害怕到發抖。我將橙花純露噴在朋友的雙手上，她再塗在狗身上，小狗接著便舔下純露。牠馬上就緩和下來，回復平靜。」

　　「我的貓因為甲狀腺機能亢進變得消瘦不已且無精打采，我將馬鬱蘭加入牠的飲水裡，才三天牠就振作起來，體重增加，恢復正常食欲……。」

純露指南
PART 2

依蘭

英文俗名
Ylang Ylang

拉丁學名
Cananga odorata

療癒特質：放手讓該來的來，該走的走

植物科屬：番荔枝科
萃取部位：花朵
口感：香甜、微酸
氣味：花香、甜味、茉莉花香
主要化學成分*：氧化物類、單萜烯類、倍半萜烯類
使用禁忌：無
* 註：主要化學成分依據精油的氣相層析。

依蘭是常綠喬木，人工種植的植株高約 2 至 3 公尺，但在原生的自然環境中可達 25 至 30 公尺。它的花冠極度往外展開，花瓣散發出一股濃郁的氣味，讓人聯想到石竹、水仙及茉莉。花朵剛開時是白色，接著變成綠色，然後轉成黃色，花朵基部帶有紅色。全年都是花季，但在溫暖潮溼時會長得更茂盛。

歷史與神話　　　依蘭依蘭（Ylang-Ylang）這個字來自菲律賓，當地叫做「阿蘭依蘭」（Alang-ilang），意指在微風中舞動的花朵。菲律賓人習慣將依蘭花朵浸在椰子油裡，來製造一種萬用藥膏「boori-boori」，用來退燒、減輕感染、滋養肌膚頭髮，並保護肌膚與頭髮不受太陽與海鹽的傷害。直到今日，人們仍會使用依蘭的花瓣鋪在新婚夫妻的床上。

純露治療實例

　　依蘭純露性感又心曠神怡的香氣，讓人充滿創意，能幫助放鬆，舒緩焦慮的情緒，並解除剛硬與僵直。它驅逐煩惱，敢於夢想，讓人充分享受生命裡一切的美好。

　　案例實證：「經過一天繁忙的工作，我在身體四周、臉上與手腕上，噴灑依蘭的純露，並加在泡澡水中。想要暫時抽離與放鬆，沒有比這更好的方式了。煩惱似乎突然變得好遙遠且不真實。」

能量及心理情緒功效

　　依蘭喚醒熱情與盡情享受生命一切美好的渴望。如同它的精油，純露可強化直覺與創意，讓溝通更容易。它能促進生殖輪正常運行，讓內向的人敞開心房，幫助喚醒感官慾望，盡情感受熱情、愉悅與愛，不懼怕亦沒有罪惡感。當心變得固執與抗拒時，它能夠軟化並改變對事情的看法。

治療功效和適用症狀

- 肌膚的保溼、軟化、滋潤及抗菌：老化與缺氧肌膚、牛皮癬、溼疹、蕁麻疹、頭皮屑、皺紋、皮膚炎、黴菌感染。
- 抗憂鬱、鎮定、抗焦慮：憂鬱症、壓力、焦慮、固執、悲觀、打擊、悲傷、無法從煩惱中抽離、疑惑、溝通困難。
- 降血壓、擴張血管：高血壓、靜脈炎、靜脈曲張、玫瑰痤瘡（酒糟肌膚）、心悸、心律不整、心跳過速。
- 催情：陽痿、性冷感、心情沉重、不快樂、無法感受愉悅、缺乏熱情。

建議處方

- 催情：在做愛前噴灑臥室與身體。
- 紓解壓力：在經過一天的壓力及緊張之後，噴灑臉孔與手腕，並加在泡澡水中。
- 高血壓：每天以 1 湯匙純露加在 1 公升水裡飲用，可與其他合適的純露並用。
- 溝通困難、內向、難以感受到快樂與愉悅：可進行 40 天的療程，每天以 1 湯匙純露加在 1 公升水裡飲用，並用純露噴灑臉與手腕，同時嗅聞精油。

烹飪建議

- 加在沙拉與果汁裡增添異國風味。

歐白芷根

英文俗名
Angelica

拉丁學名
Angelica archangelica

療癒特質：自信且快樂地抉擇

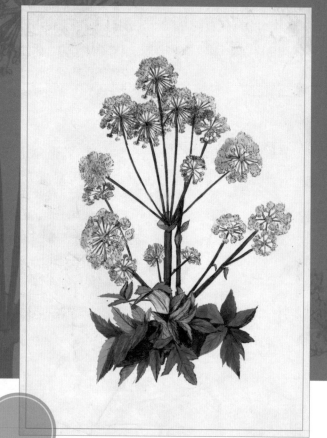

歐白芷根是高大綠色的繖形科芳香植物，生長在有陽光照射的背風處，性喜肥沃潮溼的土壤。

植物科別：繖形科
萃取部位：根部
口感：甜、微酸
氣味：木香、性感
主要化學成分*：單萜烯類
使用禁忌：精油為光敏性，我們無法確定純露是否也是，但有些資料指出不適合在日曬前塗抹使用。

* 註：主要化學成分依據精油的氣相層析。

歷史與神話

中世紀有許多醫師相當推崇歐白芷根的療效，他們使用來預防傳染病散播，在病理復原時期作為滋養劑處方。中世紀瑞士醫生——帕拉塞爾斯（Paracelse）使用歐白芷根來對抗黑死病。它一直以來都是木篤會（Benedictines）與查爾特勒修會（Chartreux）所釀造的甜酒成分之一。在民俗療法裡，歐白芷被視為具有神力，可以保護人不受黑魔法、巫術與惡靈干擾。中醫則將歐白芷視為活躍胰臟機能的主要藥草之一。

純露治療實例	歐白芷根純露適合於神經衰弱時使用，它會保護及加強心血管與免疫系統。人在虛弱時，無論是身體、心理或情感方面，歐白芷都可帶來強化作用。歐白芷根純露已經證實對於手術後調養、受到驚嚇或者慢性病都有良好效果。發生意外後，也可以使用它來緩和疼痛。它對於纖維肌痛症候群、風溼痛、經期疼痛或背痛，同樣也有舒緩作用。 　　案例實證：「我的先生在婆婆過世後備受痛苦折磨，覺得喉嚨和胸部有灼痛感。我試過幾種純露和芳香療法處方，卻鮮有起色。最後我使用了歐白芷根純露，它立即展現舒緩效果，頸部及心臟的壓迫感亦隨之消除。」
能量及 心理情緒功效	當胰臟機能衰退，人變得容易焦慮，思緒不再明確，失去判斷力，難以下定決心做出選擇，歐白芷根純露可以保護胰臟機能，讓人有確定與安詳的感覺。歐白芷根傳達大地之母的力量，滋養人的根輪（海底輪），因而帶給人信任感與自信感。自信心鞏固了，疑慮與恐懼就消散了。在進行純露治療時，如果定時吸聞其精油的味道，可帶給人放下疑慮與做出決定所需要的勇氣。當基本元素裡的氣，也就是生理機能裡的風元素（Vata）過旺時，人會變得渙散、多疑、無法集中注意力、思緒混亂、焦躁不安。遇到這種情況時，歐白芷根純露與精油可以協助我們安定下來，保持專注。
治療功效和 適用症狀	- 抗痙攣、消炎和止痛：經期疼痛和痙攣、腸道痙攣、腸絞痛、神經痛、風溼痛、肌肉疼痛。 - 幫助消化、排氣、降低尿酸、發汗：消化困難、吞氣症、胃酸過多。 - 促進肝臟與胰臟機能：糖尿病、膽固醇過高、新陳代謝障礙、甲狀腺機能低下。 - 抗憂鬱、淨化身心：憂鬱症、缺乏動力、注意力不集中、記性差、神經衰弱、因憂慮不安而引起的失眠、心神不寧。 - 祛痰：鼻炎、支氣管炎。 - 增強免疫力、全身滋補劑：病後復原、免疫力低下、身體虛弱。
建議處方	- 當人神經緊繃、心神不寧、舉棋不定、失去動力及思考能力：進行 40 天的歐白芷根純露療程，每天 3 次，餐後以 1 茶匙純露加入 1 杯溫熱水飲用；閉上眼睛吸聞歐白芷根精油，每天 3 次，每次 2 分鐘，。 - 因心煩意亂、焦慮不安而無法入睡：泡澡時加入 2 湯匙歐白芷根純露；以 1 湯匙歐白芷根純露加入 1 杯溫熱水中飲用；使用幾滴歐白芷根精油按摩足底。 - 久治不癒的乾咳，尤其是在早上發作：每天早上空腹喝 2 杯各加入 1 茶匙歐白芷根純露的溫熱水，直到症狀消除。 - 受到驚嚇或撞擊：以歐白芷根純露噴灑身體或是受到撞擊的部位，每半小時 1 次直到精神穩定下來。

胡蘿蔔籽

英文俗名
Carrot Seed

拉丁學名
Daucus carota

療癒特質：帶給人安全感

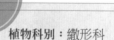

胡蘿蔔頂生的複繖形花序，外形就像是白色的保護傘。它的根是大家耳熟能詳的蔬菜，具非常高的營養價值。而它的種籽則可萃取出琥珀色的精油。野生胡蘿蔔分布範圍相當廣。它不喜歡高海拔區域，但在炎熱及寒冷的地區都生長得很好。

植物科別：繖形科
萃取部位：種籽
口感：土味、稍微辛辣、微酸、口中餘味久
氣味：木香、甜美、深刻、激勵人心
主要化學成分*：倍半萜醇類
使用禁忌：孕婦禁用，避免在日曬前使用在皮膚上
* 註：主要化學成分依據精油的氣相層析。

歷史與神話　　　人類栽種這個植物已超過二千年了，它亦在世界各地的料理中廣泛使用。對我們大多數人而言，胡蘿蔔很有可能是我們吃下的第一個直根類蔬菜。這個植物不只是強身的食物，也是醫療用的藥草。遠古時代的人就已經知道胡蘿蔔籽和胡蘿蔔葉的溫熱功效。它的植物學名稱 Daucus，來自希臘文 daio，「發熱」的意思。希臘當時的醫生會開立此

藥材來治療因尿道炎而發冷，或其他與寒冷相關的症狀，像是咳嗽和感冒；當時也會使用它來治療肝臟、胰臟及脾臟機能衰退的問題。

純露治療實例

　　胡蘿蔔籽純露對於肝功能回復之效，有許多成功的個案實證。進行了純露療程之後，膽固醇指數通常會回到正常值。這個純露對於皮膚有非常好的修復效果，可以幫助疲憊的肌膚（在長期病症後或是重度藥物治療之後）很快地恢復活力。

　　案例實證：「胡蘿蔔籽純露對於皮膚發炎、皮膚病、蕁麻疹有時會有神奇的效果。我有一位女性友人，她的胸部下方及腋窩處有溼疹，她每天在患處噴幾次純露，同時每天將 1 湯匙胡蘿蔔籽純露加入 1 公升的水中飲用。十幾天後，所有症狀都消失了。」

能量及
心理情緒功效

　　同其精油一樣，胡蘿蔔籽純露對於過度敏感的人以及因風元素 (Vata) 體質過旺而心神不寧、神經緊張的人，會為他們心理情緒層面帶來一種安全感及受保護的感覺。它能對抗過度敏感、脆弱的神經質傾向，幫助人肯定自我，卸下防衛心態。

治療功效和
適用症狀

- 淨化和修復肝膽及腎功能，淨化血液：膽固醇過高、糖尿病、新陳代謝緩慢、水腫、肥胖、肝炎。
- 調節心血管功能：靜脈瘀滯、靜脈功能不全、靜脈曲張、痔瘡。
- 修復皮膚細胞、延緩肌膚老化：溼疹、皮膚炎、老化及受損皮膚、皺紋、疤痕、皮膚過敏、玫瑰痤瘡（酒糟肌膚）。
- 滋補神經：特別適用於缺乏信心且神經質的人。

建議處方

- 於春天 Kapha 季節進行 40 天的療程，搭配馬鞭草酮迷迭香純露使用，可以復原肝功能，促進新陳代謝：將 1 至 2 湯匙純露加入 1 公升水，一整天服用。
- 避免在夏天時進行療程，胡蘿蔔籽純露具發熱功效。但是在海水浴後，塗抹天然潤膚油或乳液之前，可先將純露噴在皮膚上，會讓皮膚更加緊實。
- 胡蘿蔔籽純露可以與其他具淨化和促進新陳代謝的純露搭配使用，例如：永久花、格陵蘭喇叭茶、馬鞭草酮迷迭香、紫蘇純露。
- 長期缺乏安全感的人可以進行 40 天療程：1 湯匙純露加入 1 公升水（不可用氣泡水）中，1 天內飲用完畢，並將純露以氣場噴霧方式使用，噴在身體外圍，每天數次。

烹調建議

- 濃湯快煮好時加入胡蘿蔔籽純露，會給湯汁帶來微酸及具麝香味的口感。

芫荽

英文俗名
Coriander

拉丁學名
Coriandrum sativum

療癒特質:冷靜下來看到真理

這是來自地中海東部的芳香植物,生長在溫帶地區,經常使用於烹調料理,亦被稱作阿拉伯香菜或中國香菜。芫荽的法文字 coriandre 來自希臘文 korrianon 或拉丁文 coriandrum,邁錫尼文明的圖畫同樣也有提到這個植物,以 korion 或 koris 的名字記錄下來。在拉丁美洲以及加勒比海國家,人們稱它 cilantro。

植物科別:繖形科
萃取部位:種籽
口感:澀、苦、甜、辛辣
氣味:清新、玫瑰、香甜、辛辣
主要化學成分*:單萜醇類
使用禁忌:無
*註:主要化學成分依據精油的氣相層析。

歷史與神話　　　古埃及人認為芫荽能使人快樂而將它當作催情春藥使用,阿拉伯民間故事集《一千零一夜》也提到芫荽是春藥。中國人則認為它具有長生不老的功效,也能幫助消化。阿育吠陀醫學則將它當成降低火能(Pitta,即人體基本元素——火)過旺的重要藥草。古希臘名醫希波克拉底(Hippocrate)曾使用芫荽來治療胃痙攣。古羅馬人則將芫荽引進西歐地區。

純露治療實例

　　芫荽純露可以有效解決消化之火（Agni）過旺的問題，火氣過旺會導致口臭、乾渴，讓人覺得肚子很脹。它能平息身體以及心理情緒層面的火，讓人覺得安定，不再那麼「火爆」。它能提升胰臟機能以及舒緩肌肉疼痛。

　　案例實證：「當我想要不停吃東西，一直有飢餓感的時候，我會飲用添加芫荽純露的溫熱水（1 湯匙純露加入 1 公升水中，1 天內飲用完畢）。才過了兩三天，食欲就能調節下來，我也覺得自己壓力和焦躁得到紓解。」

能量及
心理情緒功效

　　芫荽有降火功效，能安撫過度激動的情緒，讓人變得自在安詳。它因此可以給人必要的空間，能夠不感情用事，看見事物本質，培養更多創造力。它能幫助人好好轉變，平和地展現自我，將注意力集中在自己的目標上。

治療功效和
適用症狀

- 滋補神經和止痛：精神錯亂、記憶力衰退、無法集中注意力、暈眩、容易激動、憤怒、攻擊性強、過度敏感、頭痛、牙痛。
- 呼吸系統方面的消炎、解瘀：菸咳、失聲、慢性支氣管炎。
- 肌肉系統的抗痙攣與消炎：因運動引起的肌肉痠痛、抽筋。
- 滋補心臟和清血：痔瘡、靜脈曲張、靜脈發炎、酗酒。
- 強力抗菌、抗病毒、強化免疫系統：慢性支氣管炎、自體免疫性疾病、疱疹、水痘、麻疹、皮膚炎。
- 消炎和利尿：前列腺發炎、慢性膀胱炎。
- 平衡消化之火及淨化：糖尿病、乾渴（有時是因為喝太多酒所造成）、腹脹、腹瀉、腸絞痛、口臭、大量流汗及汗臭、胃潰瘍、劇烈的飢餓感、食欲過大。
- 眼睛消炎：眼睛紅腫（Pitta 過多）、結膜炎。
- 幫助傷口癒合、抗菌、止痛：潰瘍、痤瘡、蕁麻疹。

建議處方

- 戒酒或其他毒品：進行 40 天療程，將 2 湯匙純露加入 1 公升水裡，每天服用；這個療程也適用於思緒不清晰或視力衰退時。
- 口臭：使用純露進行漱口，定時使用純露噴灑口腔。
- 眼睛紅腫發炎：將純露拿來敷眼。
- 火元素（Pitta）體質的人可以在夏季經常服用這個純露，可以避免自己過度激動，緩和過度飢餓以及食欲過大，使用方法如下：將 1 茶匙純露加入 1 杯水，常溫或熱水，餐前服用。

烹調建議

- 餐前食用添加檀香純露與芫荽純露的清湯，可幫助消化油膩餐點並且更容易有飽足感。
- 咖哩口味料理，快煮好時加入 1 湯匙純露。
- 將純露噴灑在沙拉上。
- 將純露加入西班牙涼菜湯（Gazpacho），可加強其清爽的效果。
- 將純露加入印度脆豆酸奶 Raita 或希臘 Tzatzik 醬（將小黃瓜、番茄、洋蔥切丁加入優格）。

德國洋甘菊

英文俗名
Blue Chamomile

拉丁學名
Camomilla matricaria

療癒特質：變得清醒且明理

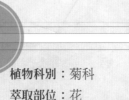

從 5 月到 11 月都是德國洋甘菊的花季，整個歐洲的野地都可見到它的蹤影。德國洋甘菊是一年生的單莖型植物，葉片呈多回羽狀分裂，白色花瓣黃色花心結合成頭狀花序，散發獨特香氣。

植物科別：	菊科
萃取部位：	花
口感：	甜、草香、蜂蜜味
氣味：	甜美、誘人、煙熏
主要化學成分*：	倍半萜烯類
使用禁忌：	無

* 註：主要化學成分依據精油的氣相層析。

歷史與神話

德國洋甘菊是歐洲東南各地民俗療法裡，最常被拿來研究與使用的植物之一，它的植物學學名 recutita 意思為「被裁切的」，是因其分枝很細的葉形而來，matricaria 的意思則是母親或婦女，其字根亦來自 matrix，也就是「子宮」，乃譬喻其協助月經通順的功效。從遠古以來，德國洋甘菊在世界各地都被視為具有消炎、止痛、安神及幫助消化的草藥，這個植物同樣也常使用在婦科醫療。

純露治療實例

　　德國洋甘菊純露在對抗過敏症狀方面的成效已有數不盡的實例，無論是呼吸系統或皮膚問題，無論過敏原為何，德國洋甘菊似乎都可以紓解症狀。此外，它也能緩和各式發炎：腸道、泌尿生殖系統、口腔發炎等。

　　案例實證：「我小時候常有花粉症（乾草熱、過敏性鼻炎）症狀，因而引發哮喘、不停流鼻水、眼睛紅腫。我母親從我 7 歲開始，讓我在嚴重過敏期的前 4 個禮拜開始服用德國洋甘菊純露。每天 3 到 4 次，以 1 茶匙純露加在 1 杯溫熱水中飲用。從此之後，症狀就開始一年年減輕。今年我 25 歲了，整個春天都沒什麼過敏症狀，如果偶爾我覺得眼睛刺痛，純露會立刻解救我，讓症狀消失。」

**能量及
心理情緒功效**

　　德國洋甘菊的鎮靜效果會讓精神更加清醒，使人可以退一步客觀思考，跳脫原本的防衛心態，傾聽而不立即反擊。德國洋甘菊純露可以平息憤怒並降低攻擊性。德國洋甘菊鎮定安神的特質，讓它能幫助人在經歷焦躁不安或承受壓力的一天後，得到一夜好眠。

**治療功效和
適用症狀**

- 滋補神經系統、鎮定：可對抗壓力、焦躁不安、憤怒，撫平快要「爆發」的情緒。
- 止痛、消炎：各式發炎（尤其是皮膚、泌尿生殖系統、腸道發炎）；胃潰瘍、結腸炎、經期疼痛、皮膚及陰部搔癢、牙齦發炎及疼痛、蕁麻疹、溼疹、紅疹、傷口。
- 抗組織胺：動物毛髮過敏、花粉症（過敏性鼻炎）、陽光過敏、蕁麻疹、食物過敏。
- 化痰：鼻竇炎、鼻炎。

建議處方

- 在花粉症過敏症狀要出現的前 4 週開始療程，持續到整個過敏季結束：將 1 湯匙純露加入 1 公升水中，1 天內飲用完畢。若眼睛刺痛則使用純露外敷並噴在臉上，每天數次。
- 皮膚起疹子：每天數次，將純露直接噴在患處，同時 1 茶匙純露加在 1 杯溫熱水中飲用。
- 預防度假期間日曬引發的過敏：出發前一星期及度假期間，每天將 1 湯匙純露加入 1 公升水中飲用，晚上沐浴後用純露噴灑全身。
- 陰道搔癢、發炎：將德國洋甘菊純露加入玫瑰純露、芫荽純露製成陰道灌洗液。
- 胃潰瘍：將 1 茶匙純露加入 1 杯溫熱水中飲用，每天數次。
- 靜脈腫脹、發炎：使用純露外敷，並將 1 至 2 湯匙純露加入 1 公升水，一整天飲用。
- 痙攣、經期疼痛：使用此純露進行足浴以紓解症狀。

烹調建議

特別適合加入夜間飲品，可讓人放鬆：
- 將 1 茶匙純露加入熱奶中（杏仁、米漿、牛奶或羊奶）。
- 將 1 茶匙純露加入洋甘菊、菩提或馬鞭草等花草茶中。

永久花／蠟菊

英文俗名
Immortelle / Everlasting

拉丁學名
Helichrysum italicum

療癒特質：看見潛藏的機制

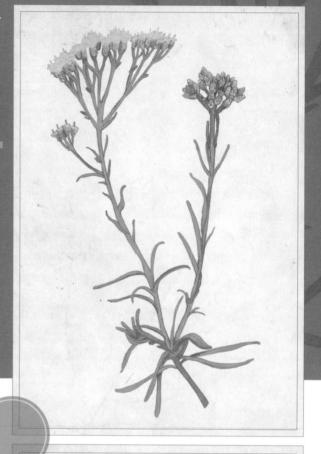

這種菊科植物生長於地中海區，生命力旺盛且香氣濃郁，高度為 20 到 50 公分。金黃色的花朵，帶有銀白色的葉片。葉片呈線型且細長。花朵可以保持長時間不凋謝，可用來製成乾燥花束。「Immortelle 永久花」這個法文名稱源自其花朵特別長的生命週期。

植物科屬：菊科
萃取部位：花朵
口感：苦、微甜、草
氣味：琥珀、龍涎香、令人聯想到咖哩與牧草的香料味
主要化學成分*：倍半萜酮類
使用禁忌：每天攝取 1 湯匙純露，不可超過 40 天

* 註：主要化學成分依據精油的氣相層析。

歷史與神話　　　　Helichrysum 源自希臘文，「heios」意為太陽，「chrysos」為金色，「italicum」是這種植物首次被描述之處，也就是義大利。在希臘神話當中將永久花連結到太陽神阿波羅，阿波羅頭戴永久花黃色的花朵以提醒世人祂不死的神性。它的藥用價值長期被忽視。因此重新發現它在植物療法上的價值算是近期的事。

純露治療實例

永久花精油長久以來被公認為是抗血腫（化瘀）第一名。純露也證實有此功效。我們可以觀察到透過口服純露，可以很快地吸收體內和體外的血腫。另一方面它有排水的功效，使用這種純露能幫助降低膽固醇與血糖值。它在治療心血管問題時的表現也很優秀，像是痔瘡、靜脈曲張及玫瑰痤瘡（酒糟肌膚）。它加速癒合的過程，所以在外陰切開術、牙科手術中、或外科手術後皆可使用。

案例實證：「每年我們學校都會參加一場盛大的自然醫學展。我正詢問同事訓練相關事宜時，一塊密集板脫離金屬架打到我的鼻梁。我同事立刻拿永久花純露給我，直接未稀釋服用（一開始約每 5 分鐘喝 2 口，然後拉長間距）。接著去藥房貼了兩塊美容膠帶，晚上好好地睡了一覺，早上醒來臉上完全沒有淤血與腫脹。我先生無法相信我描述的意外，因為幾乎看不見留下的痕跡。」

**能量及
心理情緒功效**

永久花將我們與宇宙永恆及地球力量相連結。它幫助我們扎根在現實之中，克服心理的傷痕。窒礙不敵這位能量淨化大師。永久花吸收靈魂的「瘀青」，這瘀青讓人們無法平靜與自信地面對現在與未來。讓過去結痂與淨化，可以因此少一點心裡的投射，而能更清楚地看到事情的根本。這種純露的治療，特別推薦給想要克服悲慘童年的人們。

**治療功效和
適用症狀**

- 吸收內在與外在的血腫：生理的創傷、手術、會陰切開術、牙科手術、骨折及扭傷後護理。
- 淨化血液、活化胰臟以及膽囊功能：膽固醇、糖尿病、肥胖、新陳代謝障礙、皮膚炎、溼疹、牛皮癬。
- 祛痰、消解黏液：鼻竇炎、鼻炎、呼吸道過敏。
- 刺激淋巴代謝與循環：靜脈瘀滯、靜脈曲張、痔瘡、腿部腫脹、玫瑰痤瘡（酒糟肌膚）、挫傷、靜脈問題、水腫、靜脈炎。

建議處方

- 拔牙、牙科外科手術：每天以純露漱口數次。
- 眼部瘀青、血腫：使用純露溼敷 15 到 30 分鐘。同時口服純露（1 茶匙純露加在 1 杯水中，每天飲用 1 到 5 杯）。
- 水腫：永久花純露與生理食鹽水混合溼敷。
- 扭傷、肌肉拉傷：純露加生理食鹽水溼敷。
- 外科手術後，建議做一次 40 天純露療程，以淨化身心所受到的衝擊。
- 跌倒或撞傷後，以純露噴灑患處。
- 膽固醇過高：口服永久花純露，並配合天竺葵、紫蘇、胡蘿蔔籽、格陵蘭喇叭茶、馬鞭草酮迷迭香或杜松純露。
- 頭髮易斷裂：永久花純露，搭配絲柏、檀香、岩蘭草、西洋蓍草、歐白芷根純露使用。
- 手指關節炎：混合海鹽、山金車浸泡油、永久花純露，加在溫水裡浸泡雙手。

羅馬洋甘菊

英文俗名
Roman Chamomile

拉丁學名
Chamaemelum nobile

療癒特質：平心氣和地處理事情

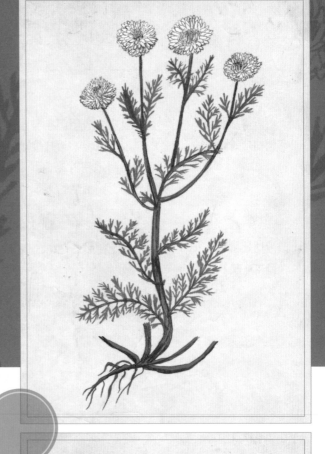

羅馬洋甘菊是多年生植物，遍布西歐各個角落，從乾燥土地、沙質土地、富含二氧化矽的土地到海拔一千公尺都是它生長的地方。植株約 10 到 30 公分高，莖幹披覆絨毛，頭狀花序頂生，白色。北美洲及阿根廷也可見其芳蹤。

植物科別：菊科
萃取部位：花
口感：甜、蜂蜜味、苦
氣味：甜美、熱情、淡淡蘋果香
主要化學成分*：酯類
使用禁忌：無
* 註：主要化學成分依據精油的氣相層析。

歷史與神話

埃及人因羅馬洋甘菊的美容效果而使用它，同時也是木乃伊的防腐成分之一。傳說拉美西斯的木乃伊即有使用羅馬洋甘菊精油。塞爾特人認為它是神聖的植物。它的希臘文名字 chamaemelum，其中 chamos 意思為沙子，因它生長於沙地旁，而 melum 則是蘋果的意思，因其香味令人聯想到蘋果的香味。我們稱它為羅馬洋甘菊，因為羅馬人很喜歡種植這個植物。

純露治療實例

羅馬洋甘菊純露是照顧嬰兒的必備品：將純露噴在哺乳媽媽的乳頭或是噴在奶瓶的奶嘴上，可以預防和舒緩結腸炎。在嬰兒房間噴灑純露則有安眠效果。小孩子長牙的時候，也可以噴在口腔裡。泡澡時加入純露可柔化肌膚並有助於放鬆，也可用純露浸泡清潔嬰兒屁股用的溼紙巾。小孩哭鬧、喊叫時，若向他們噴灑羅馬洋甘菊純露，就可以讓他們馬上安靜下來。這是送給新手媽媽的好禮物。

此外，羅馬洋甘菊純露同樣也能舒緩肌肉和關節疼痛、安撫敏感神經、對抗焦慮以及煩惱，它鎮靜的效果相當傑出。一位治療師的案例實證：「一位老奶奶的孫女吵鬧不休，她向她噴灑羅馬洋甘菊純露就解決問題了。」

能量及
心理情緒功效

以阿育吠陀的觀點來看，羅馬洋甘菊可說是化解風元素 (Vata) 的良方，它能減少 Vata 過高所引起的躁動、疼痛以及消化困難。羅馬洋甘菊可以疏通太陽神經叢，因而有益於身體層面以及能量層面的消化作用。它還能幫助人克服仇恨，從對外界的評判以及過度挑剔的心態中解脫出來，因而創造出必要的空間，讓人能打開心房。羅馬洋甘菊能夠淡化完美主義者想要控制一切的心態。

治療功效和
適用症狀

- 止痛、消炎：結腸炎、胃痛、經期疼痛、壓力引起的頭痛、神經痛、腸道發炎、胃潰瘍。
- 抗痙攣：腸道痙攣、胃痛、新生兒結腸炎。
- 鎮定和消炎：眼睛發炎（嬰兒亦可使用）、針眼、結膜炎。
- 皮膚發紅、敏感、受刺激。

建議處方

- 對於因長牙而受折磨的小孩：將純露噴灑在口腔裡，每天數次；使用 1 滴精油加植物油按摩臉頰及牙齦，每天 1 到 2 次。
- 新生兒結腸炎：在奶瓶裡加入 1 茶匙純露，每天 2 次，或是直接噴灑在哺乳母親的乳頭上。
- 有完美主義者傾向、想要控制一切、難以得到安寧：進行 40 天的療程，每天將 1 湯匙純露加入 1 公升水裡飲用（不可使用氣泡水）。

烹調建議

可使人放鬆並安眠的絕佳花草茶：
- 將 1 到 2 茶匙的純露加入熱奶中（杏仁、米漿、牛奶或羊奶）。
- 將 1 到 2 茶匙的純露加入洋甘菊、菩提花或馬鞭草等花草茶中。

西洋蓍草

英文俗名
Yarrow

拉丁學名
Achillea millefolium

療癒特質：在對立中建立平衡

西洋蓍草是 60 至 90 公分的多年生草本植物，生命力旺盛，分布區域廣。整株植物呈傘狀外形。人們或許因其鋸齒狀的細長葉片而將其稱為千葉蓍草。

植物科別：菊科
萃取部位：花及整株植物
口感：甜、土壤的味道、微酸
氣味：木香、甜美、淡淡牧草香
主要化學成分*：氧化物類、單萜烯類
使用禁忌：孕婦不宜

* 註：主要化學成分依據精油的氣相層析。

歷史與神話　　　希臘史詩《伊利亞德》裡的戰士阿基里斯（Achille），相傳曾在特洛伊戰爭裡，使用西洋蓍草來包紮戰友泰勒福斯（Telephus）的傷口。古希臘「醫學之父」希波克拉底（Hippocrate）相當讚揚西洋蓍草對於心血管疾病的治療效果，特別是痔瘡和靜脈曲張。在地中海地區，人們對這個植物還有其他不同稱呼，像是「割傷藥草」、「流血的鼻子」*或「工匠藥草」。古代的中國人相當推崇這個植物，因其陰性與陽性特質完美地結合在一起：莖部外表是堅實與強硬，內裡卻是空心與柔軟。

* 註：暗示其止血癒合效果

純露治療實例

西洋蓍草純露對於婦科症狀像是荷爾蒙失調、子宮肌瘤、更年期症候群、經前症候群以及經期疼痛，常有不錯效果。特別適用於面臨重大轉變或危機的女性（對下列情況尤其有效：生產後、分手、換工作、小孩長大離家）。除此之外，無論是純露或精油，西洋蓍草對於治療神經痛症狀都相當有效。它會在傳達給人信心的同時舒緩疼痛，並讓神經系統回復平衡。

一位助產士的案例實證：「我會將西洋蓍草、岩玫瑰與永久花純露等比混合，噴灑在剛生產完婦女的外陰（尤其是有實施外陰切開術或是有撕裂傷的情形），傷口會因此迅速癒合。每天可噴灑 2 到 3 次，然後用吹風機吹乾。」

能量及心理情緒功效

西洋蓍草有助於了解周遭的人、跟自己截然不同的人以及難以溝通的人。它會給予支持，讓人在轉變時期可以適應新的環境和變化。它也可以增進兩性之間的理解。在人生的某些階段，當我們面臨重大轉變（中年危機、更年期、各種生活變化），它可以協助人找到平衡。西洋蓍草純露有時候也可使用來安神，尤其是因爭執或壓力而導致的失眠。

治療功效和適用症狀

- 平衡女性荷爾蒙：更年期症候群、經前症候群、月經量多、子宮肌瘤（纖維瘤）、經期疼痛。
- 幫助消化、抗痙攣：消化不良、腸絞痛、便祕。
- 止血：月經大量出血、靜脈曲張性潰瘍、割傷（外敷）、出血性痔瘡（坐浴）、子宮內膜異位（內服及坐浴）。
- 祛痰：支氣管炎、咳嗽。
- 止痛：神經痛、風溼痛。
- 促進血液循環和淋巴循環：橘皮組織、腿部腫脹、靜脈曲張。
- 幫助傷口癒合：靜脈曲張性潰瘍、傷口。

建議處方

- 復發性神經痛、危機或重大轉變：40 天的西洋蓍草純露療程，每天 2 次，將 1 茶匙（5ml）純露加入 1 杯溫熱水中於餐後服用。
- 坐浴時加入 1 湯匙（15ml）西洋蓍草純露可以舒緩痔瘡、骨盆疼痛或是生殖器搔癢。
- 陰道灌洗液，在 200ml 的水加入 1 湯匙西洋蓍草純露，可以改善子宮肌瘤、月經量多。
- 西洋蓍草純露外敷可以舒緩受刺激的皮膚、玫瑰痤瘡（酒糟肌膚）、靜脈曲張以及腿部腫脹，對於因風溼而疼痛的部位同樣有效。
- 傷口：適合拿來止血及清理傷口。
- 溼疹、蕁麻疹、皮膚搔癢：噴灑患處可有舒緩及修復效果。
- 足部瘡痂、老繭：足浴可有緩和、紓解效果。
- 支氣管炎、咳嗽：將 1 至 2 茶匙純露加入 1 杯溫熱水中漱口，每天數次。
- 鞏固腎功能，輕微利尿效果：將 1 茶匙西洋蓍草純露加入 1 杯溫熱水中飲用，每天 3 次。

乳香

英文俗名
Frankincense

拉丁學名
Boswellia carterii

療癒特質：化解剛強僵直的狀態，
並開啟所有面向的溝通

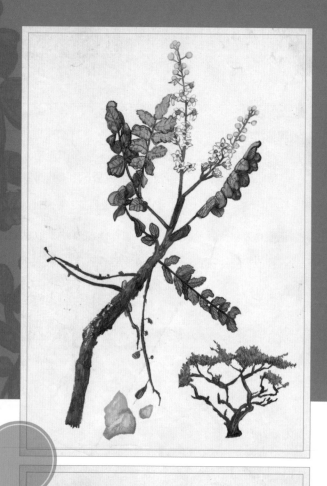

這種灌木可高達近六公尺，外觀為茂密的樹葉與白色
或淡粉紅色的小花朵。在樹幹上切口取得白色的芳香
樹脂。乳香的樹脂變硬後成為膠狀，呈現棕橘色。然
後可用來燃燒、或進行蒸餾萃取。

植物科別：橄欖科
萃取的部位：樹脂
口感：澀味、苦味、甜味
氣味：麝香、琥珀、龍涎香、脂粉味、煙熏味
主要化學成分*：單萜烯類
使用禁忌：無
*註：主要化學成分依據精油的氣相層析。

歷史與神話　　　　　自古以來，在許多文化與宗教中，乳香是進行儀式時都會使用的成分。印度傳統稱
之為「度巴」（dhupa），意思是「存在於全宇宙或是生物體內的意識知覺」。阿育吠陀醫
師推崇它的價值，確信乳香能夠化解所有的剛強僵化。以此膠狀物或樹脂製成的藥叫作
shallaki。

純露治療實例	乳香在阿育吠陀醫學中被認為是最重要的關節消炎劑以及消脂劑，純露似乎證明了這些功效。它能緩解關節疼痛與風溼病，同時也能降低膽固醇及三酸甘油酯。用來漱口可以舒緩牙齦發炎。噴灑在氣場或室內空氣中，可去除負面能量，立即感到更加輕盈與自信。

案例實證：「我有一位客人，由於青少年時期的痤瘡在臉上留下很多不雅的小疤痕，我建議他每日數次將乳香純露噴在臉上，再配合晚間使用富含多元不飽和脂肪酸的精華液。四週後我再次見到他，他的臉部肌膚變得比較明亮及光滑。他覺得這種純露同時也有「抗壓」的效果，讓他更能對抗工作帶來過重的壓力。」

能量及心理情緒功效

這種神祕植物萃取出來的純露，能協助人接受生命中的打擊，克服痛苦，並找到所需的力量重新出發。乳香讓我們能與更高的頻率共振，消融剛強僵化以及抗拒之心，讓我們更為柔軟，擁有較強的感受力。它能夠提昇覺知，改善生命能量（prana）的品質。擴大心輪與頂輪間的通道，讓呼吸變得更深沉帶來復甦與再生力。使用乳香純露噴灑室內，可以深層淨化環境，並創造出冥想、溝通與釐清思緒所需的空間。

治療功效和適用症狀

- 利腦、止痛、明目：思緒不清、精神錯亂或老年癡呆、結膜炎。
- 消炎、祛痰：支氣管炎、慢性咳嗽、喉嚨發炎、氣喘、氣喘型支氣管炎。
- 滋補心臟：心跳過速、心臟部位疼痛。
- 幫助排氣、調節膽紅素：食欲不振、腹脹、腹瀉、結腸發炎、味覺異常。
- 抗痙攣與止痛：經期疼痛與痙攣、經前症候群。
- 抗菌、利尿、促進子宮收縮、刺激性慾：排尿困難、泌尿生殖系統發炎、閉經、經期疼痛、子宮肌瘤、缺乏性慾。
- 促進肌膚再生：肌膚缺氧、老化、皺紋、溼疹、皮膚炎、玫瑰痤瘡（酒糟肌膚）。

建議處方

- 子宮肌瘤、經期大量出血：與岩玫瑰純露搭配使用，進行 40 天的療程，將 2 種純露各 1 湯匙加在 1 公升水中，1 天內飲用完畢。以這 2 種植物精油調製按摩油，按摩下腹部與腰背部。並用 2 種純露溼敷下腹部。
- 刻板僵硬、精神錯亂、懷疑、無法感受與他人的連結：進行 40 天的療程，1 湯匙純露加在 1 公升的飲用水中，1 天內飲用完畢。持續使用純露作為氣場噴霧。
- 使用純露噴灑室內空間，可以消除負面能量，淨化空間。
- 將純露當成肌膚化妝水或加在面膜中使用，可活化熟齡與缺氧肌膚。
- 牙齦發炎：持續使用純露漱口並噴灑在牙齦上。
- 腸道發炎、腹瀉：在 1 杯溫熱水中加入 1 湯匙的純露於餐前飲用。

烹調建議

- 添加在冰沙及果汁中，增添細緻高雅及些許煙燻的基調。

岩玫瑰

英文俗名
Cistus

拉丁學名
Cistus ladaniferus

療癒特質：癒合過去的傷口

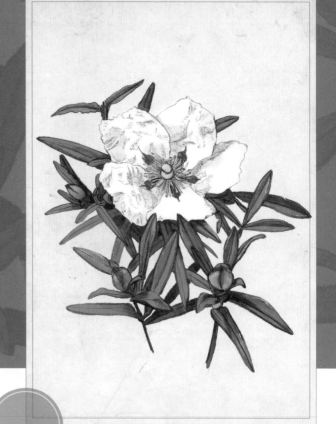

岩玫瑰是大多數地中海國家常見的灌木，與其他同屬半日花科的植物比較起來，其特性是在夏季的時候會分泌一層保護膠膜，使其免受強烈炎熱傷害。它的高度約 30 公分到 1 公尺，花朵有五瓣，花期僅一天。

植物科別：半日花科
萃取部位：葉片
口感：熱情、煙熏、澀
氣味：琥珀、龍涎香、麝香、香脂
主要化學成分*：單萜烯類、單萜醇類、酯類
使用禁忌：無

*註：主要化學成分依據精油的氣相層析。

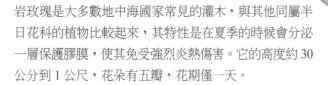

歷史與神話　　　古埃及人和希伯來人在一些慶典上會使用岩玫瑰，在宗教儀式會特別選擇使用它來連結高我，以及覺知到黑暗與看不見的機制存在。人們讚揚其靈性昇華的功效。它也被使用來製作藥膏以及護膚霜。

純露治療實例

岩玫瑰純露對於抑制子宮肌瘤、出血性潰瘍、經期大量出血等內出血現象有很好的效果，對於手術後出血同樣也很有效。非常適合用來清洗流血的傷口，對於皮膚具有收斂、癒合、修復的功效。

案例實證：「我的狗有一次受到另一隻狗猛烈攻擊，我馬上帶牠到獸醫那兒縫合傷口。晚上我帶牠回家時牠變得了無生氣。我將永久花純露與岩玫瑰純露加進水裡給牠喝，兩個小時以後，牠的眼神變了，求生欲回復了。」

「有一位女性病患，她在切除胸部的囊腫後，因為傷口遲遲無法癒合、一直滲血而擔心不已。由於她拒絕使用精油，我建議她改用岩玫瑰純露外敷包紮，一天之後傷口就癒合了。」

**能量及
心理情緒功效**

精油也好，純露也好，岩玫瑰這個植物都可以協助人看清楚，自己為什麼每次遇到困難時，都會不自覺以同樣的方式來處理。想像在我們的精微體（靈體層），可能還有一些傷口在不停地「流血」，使我們在心智以及心理情緒層面依舊重蹈覆轍相同習性，儘管已經對自己做了很多功課與努力。這就是為什麼要使用岩玫瑰，它可以避開心智，深入到問題的根源，甚至在我們沒有意識到情況下就發揮治療作用，因而可以解決深層的障礙。如果將它與紫蘇純露搭配使用，進行 40 天的療程，這會是很有趣的經驗。

**治療功效和
適用症狀**

·   強力抗菌和抗病毒、激勵免疫系統：慢性咳嗽與支氣管炎、自體免疫性疾病、疱疹、水痘、麻疹、皮膚炎。
·   止血、收斂、抗菌：流血的傷口、流鼻血、子宮出血、子宮肌瘤、子宮內膜異位、出血性結直腸炎、克隆氏症、經期大量出血。
·   皮膚收斂、緊實、癒合：痤瘡、毛細孔阻塞、皺紋、毛細孔粗大、刮鬍刀割傷。
·   滋補神經：壓力、自殘習性。

建議處方

·   如果想要改變心智的習性：每天早上以 1 茶匙紫蘇純露加在 1 杯溫熱水中飲用，然後用幾滴紫蘇精油按摩胰臟部位。下午的時候再喝 1 杯紫蘇純露加溫熱水。睡覺前喝 1 杯加入 1 茶匙岩玫瑰純露的溫熱水。然後在鼻子和上嘴脣之間以及第三隻眼的位置各塗上 1 滴岩玫瑰精油，入睡前唸 7 次「啟發」。
·   子宮內膜異位、經期量多：經期來臨的 7 天前開始，每天 2 湯匙岩玫瑰純露加在 1 公升水裡喝，持續到經期結束，不再出血為止。
·   如果每次開工作會議時都在討論一成不變的問題，但又不能對同事直說：開會前在會議室裡噴灑岩玫瑰純露。

絲柏

英文俗名
Cypress

拉丁學名
Cupressus sempervirens

療癒特質：邁向生命本質

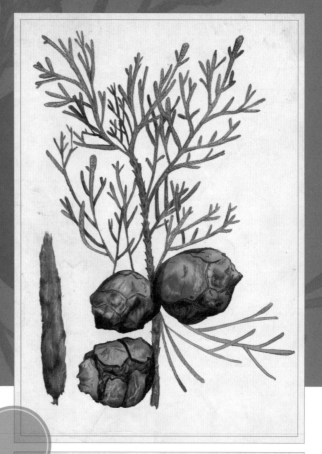

絲柏屬針葉樹家族，只分布在北半球，這種長壽的樹木可以長到 20 至 30 公尺高。絲柏是地中海植物生態系的代表性樹木，它也是墓園最常見的植物，在南歐國家被視為喪葬的象徵。它的長壽以及常綠使它成為長生不老的最佳寫照。它的拉丁學名 sempervirens 的意思為常綠。

植物科別：柏科
萃取部位：枝葉
口感：辛辣、澀
氣味：木頭、琥珀、龍涎香、樟腦、提神
主要化學成分*：單萜烯類
使用禁忌：乳房纖維囊腫、
　　　　　婦科癌症患者（乳癌、子宮頸癌等）

*註：主要化學成分依據精油的氣相層析。

歷史與神話　　　　　希臘神話裡將絲柏視為冥神普魯托的聖樹，並將它描述成永生的代表。這種針葉樹不僅象徵著訣別、永生以及復活，同樣也象徵著心理狀態的轉變。地中海區域大部分的墓園都伴隨著一排排絲柏。中國人同樣將絲柏視為永生的代表，人們認為絲柏種籽可以延年益壽。

純露治療實例

　　對於靜脈及淋巴系統有著絕佳的疏通效果，絲柏純露同其精油一樣，常被拿來治療各式循環問題，像是靜脈瘀滯、靜脈曲張、痔瘡以及橘皮組織，對玫瑰痤瘡（酒糟肌膚）則有收斂皮膚的效果。它同樣也是咳嗽糖漿的主要成分，亦可以促進新陳代謝。絲柏純露會協助人保持專注，致力於既定目標。

　　案例實證：「一名 45 歲的婦女長期受苦於膀胱炎以及泌尿道發炎。在 40 天期間，她每天早上喝 2 杯含有 1 茶匙絲柏純露的溫熱水，晚上則喝含有 1 茶匙檀香純露的溫熱水；她還在泡澡的水裡加了這兩種純露，並用檀香及絲柏精油按摩下腹與腰背部。所有症狀在療程結束後都消失了，她覺得自己在心理方面也更加感覺良好，比較不會焦慮，更能專注在工作上並覺得安詳自在。」

**能量及
心理情緒功效**

　　絲柏代表靈魂的永生不滅，它向我們傳達的訊息是節制與品德，囑咐我們要在現實生活中調整自己的步伐。提醒我們不可揮霍無度以及浪費能量，讓我們可以自我管控並集中能量，引導人專注於生命本質之上。它所象徵的永恆，提醒我們死亡並不是結束而是邁向一個新的階段。絲柏因此可以鞏固神經系統，協助人來抵抗誘惑，保持內心清明以及專注。它能幫助那些容易感情用事的人。它讓尿床的孩童和尿失禁人士對膀胱有更好的控制力。

**治療功效和
適用症狀**

- 促進並淨化胰臟、肝臟和腎功能：水腫、痛風、骨關節炎、膀胱炎、新陳代謝緩慢、肥胖。
- 促進循環、疏通靜脈：橘皮組織、靜脈曲張、痔瘡、玫瑰痤瘡（酒糟肌膚）、腿部腫脹。
- 紓解骨盆充血：經前症候群、腰痛或經前疼痛、前列腺炎、泌尿系統感染。
- 止咳：支氣管炎、咳嗽。
- 尿床、大小便失禁。
- 收斂皮膚：皮膚鬆弛、橘皮組織、玫瑰痤瘡（酒糟肌膚）、皮膚搔癢。
- 平衡荷爾蒙：前更年期、更年期、熱潮紅、盜汗。

建議處方

- 痔瘡：與西洋蓍草、檀香、岩玫瑰、永久花、穗甘松、岩蘭草純露搭配使用（依使用者的心理狀態而定），內服、進行坐浴，之後再塗抹芳香按摩油。
- 靜脈曲張、橘皮組織、皮膚瘀青：內服並且在患處外敷（搭配上述使用在痔瘡上的其他純露），之後再塗抹芳香按摩油。
- 經前疼痛：以熱敷方式處理，將毛巾浸泡熱水，加入 2 至 3 湯匙絲柏純露，敷在對應部位。例如：下腹部或腰部。
- 前列腺炎或膀胱炎：進行 40 天療程，與西洋蓍草、檀香、大西洋雪松、杜松漿果、胡椒薄荷純露搭配使用，每天 3 到 4 次，喝 1 杯溫熱水，內含以上其中一種純露或者是混合純露。並進行熱敷以紓解骨盆充血。
- 泌尿道感染：與錫蘭肉桂、芫荽、檀香純露搭配使用。

杜松

英文俗名
Juniper

拉丁學名
Juniperus communis

療癒特質：淨化身心

此種柏科植物可高達 15 公尺。它的樹幹有一層灰色粗糙的樹皮，葉片為綠色尖硬的小型針葉，上有一條微帶藍的白色線條。果實（杜松漿果）為球狀多肉的漿果，初生為綠色，成熟變黑後才能食用。

植物科別：柏科
萃取部位：漿果與枝葉
口感：澀、溫暖、苦
氣味：香料、木質、令人聯想到琴酒
主要化學成分*：單萜烯類
使用禁忌：腎臟病重症者禁用。
　　　　　懷孕婦女與孩童避免口服。
* 註：主要化學成分依據精油的氣相層析。

歷史與神話　　　　在古代，杜松木被用來焚燒煙熏以淨化空氣。希波克拉底（Hippocrate）似乎就是用這種植物薰蒸法打敗雅典的瘟疫。古羅馬人用它來製作利尿的葡萄酒。中世紀時杜松是一種萬靈藥，可以驅魔，也可以用來當全效性的滋補劑、抗菌劑、利尿劑、血液解毒劑以及治療風溼。

純露治療實例	杜松純露是強力利尿劑，效果很快而且能激勵腎臟功能。也證實對消除水腫與治療痛風及各式各樣的風溼病有效。可與其他能促進代謝的純露搭配使用，像是迷迭香、茉莉或絲柏。它的淨化能力不僅在生理層面上，也作用在心理情緒及能量方面。
能量及 心理情緒功效	杜松能打破心靈上停滯退縮的狀態，帶來重新開始的想法。它能帶來活力、勇氣與意志。能同時淨化身體與能量層面，重啟動力與能量去面對變化。使得思緒變得務實並且具有行動力。減少水土元素（Kapha）與太過自由放任、粗枝大葉。Kapha 體質的人常會嗜睡，所以當這種體質的人正處於缺乏動力又消沉的時期時，特別推薦此純露。 　　案例實證：「我在長途飛行的時候，水分容易滯留在體內。自從我隨身帶 100ml 的杜松純露，在飛行時持續噴灑在嘴裡和飲用水中，我的消化變得很正常，抵達目的地時腳也沒有水腫。」
治療功效和 適用症狀	・　利尿及消炎：水腫、水分滯留、風溼、關節炎、痛風、橘皮組織、坐骨神經痛、腰痛、膀胱炎、前列腺炎。 ・　促進血液與淋巴循環：淋巴與靜脈瘀滯、血壓急速下降、腿部腫脹、橘皮組織。 ・　利肝、腎與胰臟、淨化：代謝障礙、肥胖、消化不良、糖尿病、甲狀腺機能低下、膽固醇及三酸甘油脂過高。 ・　抗菌以及淨化：痤瘡（青春痘）、毛孔堵塞。 ・　溶解結石：腎結石。 ・　抗卡他鼻黏膜炎：鼻炎、痰咳（特別是屬 Kapha 體質的人）。
建議處方	・　肥胖、消化不良、橘皮組織、水腫、水分滯留：進行 40 天的療程（與迷迭香、絲柏、永久花、茉莉、鼠尾草純露搭配使用）加 1 到 2 湯匙純露在 1 公升的溫熱水中，1 天內喝完（熱水更能增進消化與代謝的過程）。 ・　腿部腫脹及橘皮組織：以純露加入水裡泡腳。 ・　油性皮膚、青春痘、毛孔堵塞：使用純露溼敷或加在黏土面膜中敷臉。 ・　水腫、水分滯留：1 茶匙純露加入 1 杯溫熱水中，每天喝 3 到 6 次。 ・　無力感、缺乏動力、疲倦：起床喝 1 杯加入 1 茶匙杜松純露的溫熱水，持續 40 天。閉上眼睛吸聞杜松漿果或高地杜松的精油 2 分鐘。 ・　噴灑環境及氣場，可以除去負面能量及淨化空氣。
烹調建議	－　可以作為酸菜以及肉湯的調味。 －　為甜膩的果醬（草莓、哈密瓜、水蜜桃）增添風味。 －　加在淨化排毒精力湯中。

格陵蘭喇叭茶

英文俗名、拉丁學名

Ledum groenlandicum

療癒特質：青春之泉

這種灌木生長在苔原、北美的泥炭層及森林中，從格陵蘭一直延伸到阿拉斯加。在加拿大境內，常常可以看到這植物的蹤跡。這品種與 Rhododendron tomentosum 及 Rhododendron palustre 很接近。有些學者認為這植物只是 Rhododendron palustre 的亞種。格陵蘭喇叭茶性喜潮溼及酸性土質，適合生長於泥炭土及針葉樹下，我們常在黑雲杉樹下發現它。

植物科別：杜鵑花科
萃取部位：整株植物
口感：帶苦、香甜
氣味：草本、樹脂、乾草堆的氣味
主要化學成分*：單萜烯類、倍半萜烯類
使用禁忌：無
* 註：主要化學成分依據精油的氣相層析。

歷史與神話　　又名為拉布拉多茶（Labrador），對北美的原住民而言，格陵蘭喇叭茶一直是萬用靈藥。不管是耳鼻喉、消化系統問題，還是肺結核，北美印第安人都用它來治療，同時也當香料用，拿來增添啤酒風味。

純露治療實例

　　不管是精油或純露，都因其優異療效著名：對於肝、腎、胰臟，可有效減輕充血、促進再生。

　　案例實證：「我的一位病人，34歲，深受肝病之苦。因為這病的關係，他總是感到非常疲憊，飯後經常疲累嗜睡且消化不良。結果他變得很怕吃飯，而且吃得很少。經過40天的格陵蘭喇叭茶純露療程，每天在1公升的水中加入2湯匙純露飲用，療程結束之後，他的問題也就解決了。復原後，他又可再度享受用餐時小酌一杯的時光。」

**能量及
心理情緒功效**

　　格陵蘭喇叭茶在心理、精神及身體層面，都如同一座真正的青春之泉。它的淨化功能，重啟身體與精神能量。喚醒內在的力量，行動力也隨之而來。更容易堅持自己的決定或者大膽改變方向。害怕、恐懼、毀滅性情緒都消失殆盡。解除太陽神經叢的壓力，使得能量循環再度自由流動。這個來自寒冷大地的植物，能有效降低火元素（Pitta）過多的問題，例如：無法控制情緒、愛批評與專制蠻橫的態度，以及無法退一步看事情。

**治療功效和
適用症狀**

- 排毒淨化，安撫鎮定：痤瘡（青春痘）、敏感肌膚、溼疹、皮膚過敏。
- 解毒、肝臟腎臟胰臟活化再生、促進新陳代謝、消腫：排毒治療、肝炎、肝臟腎臟胰臟功能低下、消化不良、新陳代謝問題、因消化問題引起的睡眠障礙。
- 消腫：前列腺炎、腎炎、泌尿道發炎。

建議處方

- 豐盛晚餐之後，將1茶匙格陵蘭喇叭茶純露加在1杯溫熱水中飲用，可幫助睡眠。
- 屬於火元素（Pitta）體質者，常常覺得飢餓、易怒、很容易被小事惹毛，可選在夏末進行40天純露療程（每天將1湯匙純露加入1公升水中飲用）。
- 生病痊癒後：可進行40天療程，以恢復體力，例如化療、抗生素療法、手術之後。
- 青春痘：洗臉後噴灑純露在臉部。
- 溼疹或蕁麻疹：發作時以純露噴灑患部。
- 皮膚過敏：以格陵蘭喇叭茶純露作為化妝水使用，同時內服。

天竺葵

英文俗名
Geranium

拉丁學名
Pelargonium asperum

療癒特質：淨化身心

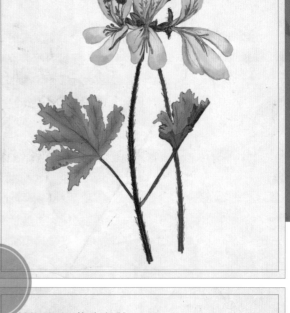

植物科別：牻牛兒科
萃取部位：葉片
口感：甜、澀、清新
氣味：花香、玫瑰
主要化學成分*：單萜醇類、酯類
使用禁忌：無

*註：主要化學成分依據精油的氣相層析。

天竺葵原產於南非，今日全世界都有種植。生長地區
對於生化成分有很大的影響。植株高度可達 60 公分，
擁有鋸齒狀的綠色葉片，以及粉紅色、紅色或白色的
花朵。

歷史與神話　　　學名 Pelargonium 來自希臘文 pelargós，意思為鸛，因為其長型的蒴果像是鸛鳥的嘴。
天竺葵在十七世紀末引進歐洲，它的精油香氣怡人，很早就被運用在香水產業中。二十
世紀初，歌劇演員用它來保護聲帶以及讓聲音更宏亮。

純露治療實例

　　它怡人的香氣使心靈陶醉，使得人們習慣將其製作成環境或氣場噴霧。特別適合想從困境中解脫出來並創造嶄新前景的人。它的香氣十分受到喜愛，常常被選擇作為肌膚保養或化妝品的原料。也適合更年期症狀（熱潮紅、憂鬱）者噴灑在臉部。

　　案例實證：「我 18 歲的女兒在學校曾經歷一段艱辛的日子，她覺得孤獨、被孤立、不被了解。月經來潮前都會腹部腫脹，下巴也經常長化膿性的青春痘。一位治療師建議她在臉上噴天竺葵純露，並飲用加了此種純露的水取代碳酸飲料。效果十分神奇，她重拾快樂與平靜。不僅皮膚發亮，經前症候群也消失了。」

**能量及
心理情緒功效**

　　它能調節神經系統，對抗壓力並維持專注力。天竺葵讓人樂觀，讓人沒有特別理由也能感到快樂。它可化解太陽神經叢的堵塞，幫助我們在做判斷、投射與感知時，能夠退一步去思考。它可以減少阻礙我們去愛人的內在衝突。使用天竺葵純露作為氣場噴霧，可以創造出一層能量的過濾網，給予保護的感覺，並吸引積極正面的情境。

**治療功效和
適用症狀**

- 抗痙攣、消炎、增進肝臟與胰臟機能、淨化：糖尿病、胃潰瘍、腸道發炎。
- 止血、抗菌、促進傷口癒合：傷口、割傷、痤瘡（青春痘）、玫瑰痤瘡（酒糟肌膚）、黴菌感染、溼疹、膿痂瘡、皮膚炎。
- 調節荷爾蒙：經前症候群、因荷爾蒙引起的憂鬱、閉經、經期前的痙攣。
- 有益心血管系統：高血壓、痔瘡、靜脈曲張、腿部腫脹。

建議處方

- 傷口、孩童膝蓋擦傷：噴灑傷口（立刻緩解）。
- 憂鬱、感覺身處絕境：晚上留 1 杯加了 1 湯匙純露的水在桌上，起床時飲用。白天噴灑氣場或四周環境。
- 痔瘡出血：以天竺葵加上其他幫助循環的純露（岩玫瑰、西洋蓍草、絲柏、檀香）進行坐浴。
- 糖尿病：與其他有淨化功能的純露交替使用。
- 皮膚與指甲黴菌：每天數次噴灑純露在患處，同時加在水中飲用。
- 蕁麻疹、皮膚過敏、紅腫：每天數次噴灑純露在患處。配合口服，每天 3 次，每次 1 茶匙純露加在 1 杯溫熱水中飲用。

烹調建議

- 作為胡蘿蔔與紅甜菜的調味品，起鍋前噴灑在食物上。
- 讓雞尾酒與果汁的口味更細緻，令人驚艷。
- 與紅色莓果為絕佳拍檔：可加入蔓越莓、覆盆子、藍莓、草莓的水果冰沙、點心或慕斯中。

聖約翰草

英文俗名
St. John's Wort

拉丁學名
Hypericum perforatum

療癒特質：喚醒內在之光

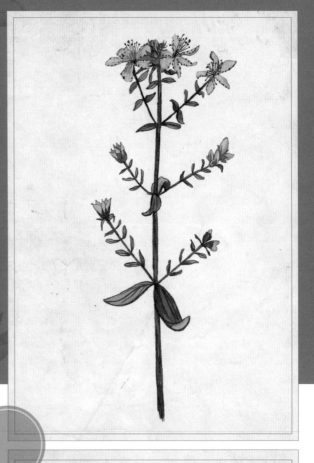

聖約翰草的法文俗名「Millepertuis」，代表的意思是
「一千個洞」（mille trous），其由來是因為它的花朵上
有很多半透明的腺體。聖約翰草在歐洲很常見，是一
年生草本常綠植物。鮮黃色的花朵有五個花瓣，具有
許多雄蕊。

植物科別：金絲桃科
萃取部位：開花中的植物
口味：澀感、香甜
氣味：草本、泥土、溫熱
主要化學成分*：單萜烯類、倍半萜烯類
使用禁忌：根據植物療法的研究，聖約翰草藥
草會干擾許多藥物作用。針對聖約翰草純露
雖然目前尚未有相關的實驗報告，若有疑問
請洽詢您的醫生。
*註：主要化學成分依據精油的氣相層析。

歷史與神話　　　　它的學名 Hypericum，在希臘文中是指「在靈魂之上」。長久以來，大家一直覺
得聖約翰草有驅邪護佑的特性。它在各地的俗名：英文稱為 St. John's Wort，德文是

Johanniskraut，指的是聖約翰・巴提斯特（Saint Jean-Baptiste）。聖約翰巴提斯特節是每年的 6 月 24 日，正好是聖約翰草開花的季節。長久以來，我們認為聖約翰草是光的傳遞者。此植物的光敏性剛好就證實了這個特質。

純露治療實例

聖約翰草純露以消炎鎮靜的效果見稱。在呼吸系統方面，對於花粉熱等過敏疾病，或過敏引起的氣喘非常有效。

加拿大作家——蘇珊・卡蒂（Suzanne Catty）的使用實證：「冬天早晨起床時，以 1 茶匙純露加在 1 杯溫熱水中飲用，可以對抗因陽光不足而產生的憂鬱症。」

**能量及
心理情緒功效**

針對神經系統有安撫鎮靜的功效，能解開太陽神經叢深層的壓力，穩定地踩在土地上，重新感到確定與安全。建立起第一及第三脈輪的連結，淨化氣場，增加清明感，讓我們重新面對問題。能平衡風元素（Vata），在狂暴混亂時期，能保持平靜。平衡過於敏感易怒的性格。

**治療功效和
適用症狀**

· 針對消化系統的安撫鎮靜、淨化、消炎：腸絞痛、痙攣、潰瘍。
· 消解黏液、抗過敏：花粉症（過敏性鼻炎）、過敏引起的氣喘。
· 抗憂鬱、抗焦慮、安神：心情低落、冬日憂鬱、情緒失衡、情緒失控、睡眠障礙、心靈衝擊、神經衰弱、敏感易怒。
· 幫助傷口癒合、消炎、肌膚再生：傷口、燙傷、搔癢症、皮膚黯沉、敏感肌膚、龜裂。
· 消炎：肌肉關節疼痛、背痛、風溼痛。

建議處方

· 肌肉與關節疼痛、精神緊繃：可在澡缸裡加入聖約翰草純露泡澡。
· 冬季憂鬱：晚上睡前在床邊放 1 杯加入 1 茶匙純露的開水，一早醒來時就喝，可快速地與身體連結起來，一整天都保持好心情（尤其是在冬天的時候，早上起床時，天可能還是黑的）。
· 容易做惡夢、尿床的小孩：睡前在房間及枕頭上噴灑聖約翰草純露；晚上泡澡時，在浴缸內加入 1 湯匙純露。

沉香醇羅勒／甜羅勒

英文俗名
Basil, Linalol ／ Sweet Basil

拉丁學名
Ocimum basilicum

療癒特質：安撫太陽神經叢

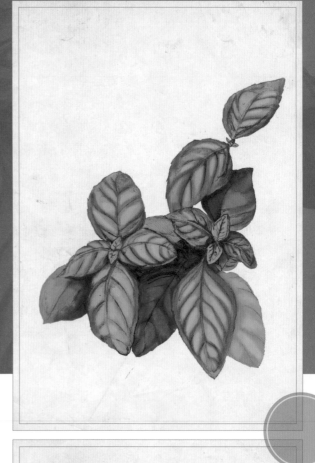

羅勒有許多品種，這個原產自印度的脣形科植物是少數
能在歐洲各地栽種的東方植物之一。各式羅勒精油的化
學結構會不一樣，其生物化學會因產地來源而不同。
歐洲及中東的純露較甜美，主要的化學結構為沉香醇，
亞洲的純露則含有較多的甲基醚蔞葉酚。下面提到的
使用經驗與描述是依據中東純露而來，甜美但帶有一
點茴香味，這代表它還是含有一些能強力抗痙攣的甲
基醚蔞葉酚。

植物科別：脣形科
萃取部位：整棵植物
口感：甜、辛辣
氣味：綠意、清新、草香
主要化學成分*：單萜醇類
使用禁忌：無
* 註：主要化學成分依據精油的氣相層析。

歷史與神話

　　它的名字來自希臘文 basilikos，有皇家、王者之意，代表希臘人認為這個食用與藥
用植物具有相當大的價值。他們使用羅勒來增強視力、治療暈眩，以及呼吸系統問題。
羅勒的香味備受喜愛，是地中海料理公認的高級香料。非洲人認為羅勒的葉片裡蘊含神
奇力量，可以拿來消災解難，保護不受惡靈干擾。

純露治療實例

這是可以用來幫助消化，同時又能撫慰神經脆弱者的純露之一。它同樣適用於神經質的女性，當她們體質裡的風元素 (Vata) 過旺或是經期疼痛時可有所助益。旅行搭飛機時可以隨身帶 1 小瓶純露，盡可能在餐前，將純露加入溫水或熱水中飲用，它可以預防旅途奔波所導致的消化障礙。

飲食油膩的餐食後，將 1 茶匙純露加入 1 杯溫熱水飲用，可促進消化以及肝臟與胰臟機能。案例實證：「學生在考試時期，若在餐前飲用 1 杯含有 1 茶匙羅勒純露的溫熱水，較可以集中注意力。」

**能量及
心理情緒功效**

喝下加入沉香醇羅勒純露的熱水，可以紓解過度旺盛的風能，也就是壓力症候群、神經緊繃、精神散漫、注意力無法集中。它會化解太陽神經叢的糾結阻塞並且給人安定感。

**治療功效和
適用症狀**

- 抗痙攣及幫助消化：腸絞痛、痙攣、消化困難和緩慢、肚子脹氣、吞氣症。
- 抗痙攣及止痛：經期疼痛、腰痛、腹脹痛。
- 滋補神經系統：心浮氣躁、痙攣、神經緊張及焦躁不安導致的胃痛、壓力及心事導致的頭痛、過度敏感。
- 輕度的抗組織胺：食物不耐症、花粉症（過敏性鼻炎）。

建議處方

- 在風元素 (Vata) 時期，也就是冬天天氣乾冷的時候：加入 1 湯匙沉香醇羅勒純露於 1 公升熱水中，服用後可以避免增加 Vata 並且保護神經系統。
- 旅行的時候：隨身攜帶 1 小瓶沉香醇羅勒純露，將 1 茶匙或 20 滴純露加入熱水或溫水中，於餐前服用可以幫助消化。
- 加強學習：飲用加入沉香醇羅勒純露與馬鞭草酮迷迭香純露的溫熱水，可以集中注意力，增強記憶力；同時可以使用有強化注意力效果的精油薰香，如熱帶羅勒、檸檬、桉油醇迷迭香、玫瑰天竺葵精油。
- 花粉症（過敏性鼻炎）：混合德國洋甘菊純露一起使用。
- 食物不耐症：進行 40 天的療程如下，若有需要則停止兩週後再重複療程。
  - 每天三餐前，將 1 茶匙沉香醇羅勒純露加入 1 杯溫熱水中服用。
  - 每天三餐後，將 1 茶匙紫蘇或格陵蘭喇叭茶純露加入 1 杯溫熱水中服用。
- 神經緊繃，心不在焉、注意力無法集中：進行 40 天的沉香醇羅勒純露療程，以 1 湯匙純露加入 1 公升的水中，每天飲用；每天三餐前，閉上眼睛吸聞沉香醇羅勒精油，每次 2 分鐘。

烹調建議

- 在非羅勒產季時，可以純露取代新鮮葉片，將其加入番茄醬及沙拉油醋醬中使用。
- 可為紅色莓果類（覆盆子、草莓）的甜點增添一種高雅的格調。

快樂鼠尾草

英文俗名
Clary Sage

拉丁學名
Salvia sclarea

療癒特質：啟發靈感與創造力

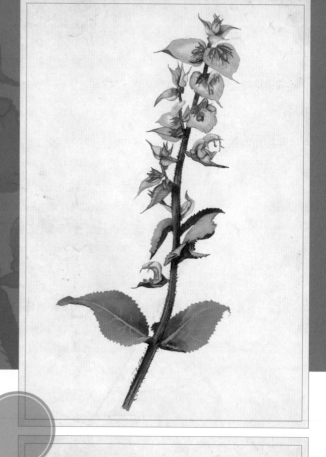

兩年生或多年生草本植物，但通常壽命不長。香氣非常濃郁，全株披覆絨毛，植株高度平均 40 至 100 公分。葉對生，葉片很大呈橢圓形、葉面粗糙。花朵約莫 3 公分，呈粉紅、淡紫、淺藍色。

植物科別：脣形科
萃取部位：整株植物
口感：香甜、澀感、刺激
氣味：麝香、花香、刺激辛辣
主要化學成分*：酯類
使用禁忌：孕婦、乳房多發性囊腫（未發炎也不是癌症）或是與荷爾蒙變化有關的癌症患者
*註：主要化學成分依據精油的氣相層析。

歷史與神話　　中世紀時藥草學家稱之為「清澈之眼」，經常拿它來治療眼睛各種疾病。除此之外，對薩滿巫師、祭司、鍊金術士、歐亞各種文化的巫醫而言，他們認為快樂鼠尾草的香氣能讓我們拓展視野，培養遠見，明辨善惡。

純露治療實例	快樂鼠尾草純露在處理月經問題方面療效卓越，同時還能幫助振奮心情，重拾生命之喜樂。對女性經前症候群問題有很大幫助，能幫助減少疼痛、腹脹、水腫及情緒不穩定。 　　案例實證：「當我經歷生命缺乏動機、處在被動、沒有前景、沒有明確目標的階段時，我的治療師建議我進行 40 天的純露療程，使用快樂鼠尾草純露及檸檬馬鞭草純露。每天早上以 1 茶匙快樂鼠尾草純露加在 1 杯溫熱開水中飲用，晚上睡前則以 1 茶匙檸檬馬鞭草純露加在 1 杯溫熱開水中飲用，同時也拿這兩種純露作為氣場噴霧。一個禮拜之後，我的情緒狀態就完全改變，腦袋裡充滿各種新點子，渴望好好過日子。接著我就決定搬家、換工作。從此這兩種純露就是我情緒低落時的好夥伴。」
能量及 心理情緒功效	當我們有精神心理方面的問題，快樂鼠尾草能給我們支持的力量。它能在幫助精神激勵振奮的同時，化解深層的緊張壓力。對於處理恐懼、沮喪與偏執狂的問題，非常有效。能讓情緒長期保持穩定，因為重振活力的功效，能讓你遠離憂鬱。跟快樂鼠尾草精油一樣，其純露也與喉輪有關，能開拓出創造力所需的空間，賦予快樂與熱忱。睡前在臥室噴灑能讓夢境清晰。快樂鼠尾草很適合想要開發創造力的人使用，能幫助打開未知，帶來全新的靈感。
治療功效和 適用症狀	・　類雌激素、抗痙攣、消炎：經前症候群、月經量少、月經失調、經期疼痛、熱潮紅、荷爾蒙失調引起的情緒低潮。 ・　使愉悅、抗焦慮、抗憂鬱、平衡神經：恐懼、害怕、沮喪。 ・　抗壓力：幫助在工作過量或面對改變時，能客觀看待事物。
建議處方	・　停止口服避孕藥後，若想平衡荷爾蒙：可進行 40 天的純露療程，每天以 1 湯匙純露加入 1 公升溫熱水中飲用。 ・　激發創造力，消除悲觀及灰色念頭：噴灑純露在空間及身體四周。 ・　經期痙攣及疼痛：使用純露熱敷下腹部。 ・　月經前痤瘡（青春痘）：在黏土面膜裡加入快樂鼠尾草純露敷臉。 ・　抗壓：感覺緊張壓力大時，在空氣中及口中噴灑純露。 ・　接受改變：快樂鼠尾草純露搭配西洋蓍草純露一起使用，幫助我們面對生命中的轉變。
烹飪建議	－　添加在甜點及果汁中，口味令人驚艷。

牛膝草

英文俗名
Hyssop

拉丁學名
Hyssopus officinalis

療癒特質：校準脈輪

這種生命力旺盛的灌木，整個地中海地區隨處可見。穗狀花序呈紫色、白色或紅色。香氣濃郁，吸引蝴蝶與蜜蜂。所有品種中，此品種以耐旱著名，能夠忍受石灰質與沙質土壤。在炎熱的氣候及豔陽下依舊生長茂盛。

植物科別：脣形科
萃取部位：全株
口感：甜、澀、清新
氣味：樟腦、香料
主要化學成分*：酮類
使用禁忌：牛膝草精油含有單萜酮，因此具神經毒性，會導致流產。這項禁忌不適用在純露，但懷孕婦女、癲癇患者及孩童還是應該避免使用。

* 註：主要化學成分依據精油的氣相層析。

歷史與神話　　自古代以來，牛膝草就是著名且常用的藥用植物。其名稱來自希臘文「Hyssopus」或是希伯來文「esov」或「esob」，意思為神聖的草。《聖經·詩篇》在第 51 篇第 7 節當中提到它「求你用牛膝草潔淨我，我就乾淨」。某些學者斷言在聖經時代指的是另一種植物，然而依據植物療法研究，確認它有淨化的特質。

純露治療實例	牛膝草純露擁有牛膝草精油化痰與祛痰的功效，卻沒有精油的使用禁忌。所以經常使用在治療鼻竇炎、鼻炎、支氣管炎、溼咳與呼吸道過敏的配方中。也適合短期使用在工作需要高度集中與專注力時。
能量及 心理情緒功效	牛膝草純露可以透過淨化眉心輪 Ajna（第三隻眼），維持清晰的頭腦。它可以讓我們超越心靈既定的限制來看事情。作為氣場噴霧，能幫助連結精微體，並淨化所有浸潤在信仰中的心靈。它產生的清晰思緒，讓人能從過去經驗中得到真正的教訓。它也可以潔淨精微體中恐懼的印跡。

治療功效和適用症狀

- 收斂與抗菌：鬆弛與缺氧的肌膚、牙齦萎縮、拔牙或牙科外科手術、傷口、割傷、皮膚炎。
- 抗痙攣：呼吸道痙攣、氣喘、肌肉痙攣、腸絞痛、腹部劇烈疼痛。
- 化痰及祛痰：咳嗽、鼻竇炎、支氣管炎、鼻炎。
- 排氣、助消化、促進代謝：吞氣症、腸道脹氣、噁心、嘔吐、新陳代謝緩慢。
- 心臟與神經的滋補劑：病後調養、虛弱、Kapha 體質之消沉抑鬱。
- 促進淋巴與血液循環：靜脈瘀滯、水腫、橘皮組織。

建議處方

- 鼻竇炎：以純露熱敷額頭。
- 幫助專注與聚焦：將 1 茶匙純露加在 1 杯溫熱水中飲用。
- 鼻炎、鼻竇炎：將純露加在熱水中薰蒸吸聞。

烹調建議

- 為番茄料理增添香氣。

真正薰衣草

英文俗名
Lavender

拉丁學名
Lavandula vera ╱ Lavandula angustifolia

療癒特質：和平與寧靜

真正薰衣草屬脣形科、多年生常綠灌木。穗狀花序頂生，花莖直立單枝不分岔，植株高約 30 至 60 公分。真正薰衣草原產於地中海地區之乾燥、石灰岩地形，約海拔一千公尺山區且充滿陽光的地方。時至今日，在世界多處常有栽種。

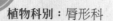

植物科別：脣形科
萃取部位：開花之花穗
口感：普羅旺斯的香氣、微苦、澀感
氣味：帶花香、蜜香甜美、具薰衣草的獨特香氣，但與提煉出的精油氣味略有不同
主要化學成分*：酯類、單萜醇類
使用禁忌：無

* 註：主要化學成分依據精油的氣相層析。

歷史與神話　　古埃及人、希臘人及羅馬人都對薰衣草的療效讚譽有加。它的名字源自拉丁文「lavare」，洗淨之意。希伯來人用薰衣草來做煙熏療法。聖赫德嘉‧馮‧賓根（Sainte Hildegarde de Bingen，中世紀德國神學家、作曲家及作家、天主教會聖師。）建議用來處理肝臟問題。帕拉塞爾斯（Paracelse，中世紀瑞士醫生、鍊金術士、占星師。）深信薰衣草對神經系統是非常好的活化劑，他用來治療心理方面的疾病。在很多不同文化裡，薰衣草被當作「廣效淨化劑」。

純露治療實例

　　薰衣草純露以及橙花純露，是純露中助眠效果最顯著的。薰衣草純露降低火元素（Pitta）、刮鬍後紅腫疼痛、曬傷、紅腫發熱的皮膚炎。

　　案例實證：「一位 45 歲的女性商務人士，有點過動，在阿育吠陀的體質分類中，她的身體體質屬於：Vata-Pitta。當她緊張焦慮、消化不良時，會用溫熱的薰衣草純露沾溼紗布，溼敷肚子，可以很快解除不適。」

**能量及
心理情緒功效**

　　薰衣草純露能舒緩煩躁情緒，使剛強無法變通的人變得柔軟有彈性，就像是直接「清洗」神經系統以及心理上的障礙阻塞。當精神過度緊張，影響消化系統及太陽神經叢的正常運行，進而造成疲憊、心悸、高血壓時，這純露是很有效的撫慰劑。它在緊張躁動的這段期間，帶來和諧與平衡，平息焦慮壓力。進而加強本身的自信心，能比較理性地去面對及處理問題。面對學校課業考試壓力時，也可搭配其他純露使用。它喚醒頂輪，可對付自大傲慢、麻木厭倦、憤世嫉俗的態度。

**治療功效和
適用症狀**

- 收斂、淨化皮膚、幫助傷口癒合、使皮膚細胞修復再生：痤瘡（青春痘）、溼疹、嬰兒尿布疹、頭蝨、傷口、紅斑、曬傷、搔癢症、刮鬍後皮膚紅腫疼痛。
- 降血壓、調節心律：高血壓、心悸、心律不整。
- 助消化、制酸：胃痙攣（尤其是神經緊張引起）、胃酸過多、口臭、胃潰瘍。
- 抗痙攣、止痛：經期痙攣疼痛、肌肉關節疼痛。
- 抗壓力：神經緊張、情緒煩躁不安、疲憊不堪。
- 安神：失眠、不易入睡、時差。

建議處方

- 寶寶睡眠問題：可在浴缸裡加入 1 至 2 湯匙的薰衣草純露，同時在房間內噴灑薰衣草純露。
- 腹部痙攣：以純露沾溼紗布，熱敷肚子。
- 寶寶尿布疹：用純露噴灑屁股。
- 刮鬍後，皮膚敏感、紅腫、疼痛：可用純露噴灑臉部。
- 曬後護理：日曬後，使用薰衣草純露噴灑全身。
- 預防頭蝨：學校出現頭蝨傳染時，可在孩子上學前，用純露噴灑頭部（並在洗髮精內加入 1 至 2 湯匙的薰衣草純露）。
- 蚊蟲叮咬：使用薰衣草純露冰塊，冰敷在昆蟲咬傷處，止痛止癢，非常有效。
- 在寵物身上噴灑純露，避免跳蚤叮咬。

烹調建議

- 在水果沙拉、甜點、冰淇淋、烤布蕾、巧克力慕斯上加入薰衣草純露，可增添普羅旺斯特有香氣。
- 製作純露冰塊時，加入少許薰衣草花穗顆粒，然後用來調製雞尾酒，會讓你的客人們大為驚艷。
- 蘋果汁內加入 1 茶匙的薰衣草純露，增添特殊香氣。

馬鬱蘭

英文俗名
Marjoram

拉丁學名
Origanum majorana

療癒特質：安住於當下

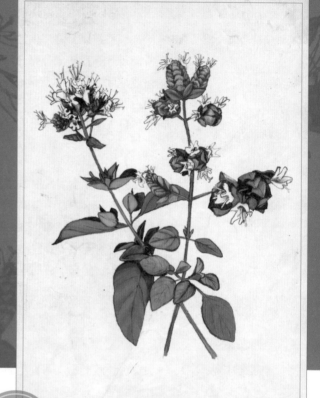

多年生的脣形科香氣植物，生長在地中海四周的所有區域。可以長到 60 公分高。開紫白色小花，葉片呈橢圓形。

植物科別：脣形科
萃取部位：整株植物
口感：帶苦、香甜、辛香
氣味：溫暖、草本、茂林香氣
主要化學成分*：單萜烯類、倍半萜烯類、單萜醇類
使用禁忌：無
*註：主要化學成分依據精油的氣相層析。

歷史與神話　　Origanum 這學名源自希臘文「orosganos」，意思是「山之喜悅」。神話裡愛神——阿芙蘿黛蒂（Aphrodite）創造了這植物，作為好運的象徵。這植物也經常被放在墳墓上，讓亡者在異次元空間裡也能有好運氣，免於惡靈之騷擾。亞里斯多德（Aristotle）認為這

植物有解毒功能。古希臘人也用高濃度的馬鬱蘭按摩油來按摩頭部及額頭，用來保護精神上的平靜。在印度，這是個神聖的植物，用來喚醒前世的回憶，從這些過往的經驗中，汲取教訓。

純露治療實例

馬鬱蘭純露能安撫鎮靜並能降血壓、安神。舒緩神經性痙攣、煩躁不安，助眠、紓解關節肌肉疼痛、消化不良引起的疼痛或經痛。若小孩考前肚子痛、焦慮緊張，可以使用純露熱敷肚子。

案例實證：「一位 18 歲的年輕學生，在考試期間，使用馬鬱蘭及檸檬馬鞭草純露調合成噴霧劑（比例 1:1），不時噴灑腹部及臉部，並且隨時把這兩種純露加到水壺中飲用。她說用這種方法，確實在口試前，比較不會緊張焦慮。」

**能量及
心理情緒功效**

馬鬱蘭具平衡且和諧的特質，能幫助我們順利度過起伏動盪時期與壓力高峰期。這純露能消弭恐懼，對抗悲觀、毀滅性與負面的想法，傳送必要的能量，讓我們能扛起自己的責任。跟馬鬱蘭精油功效一樣，馬鬱蘭純露同樣的也讓我們能安住於當下，維持精神方面的平靜與清明。這純露能放鬆心輪，平息太陽神經叢的壓力，平衡生物能風元素（Vata），幫助我們集中注意力。

**治療功效和
適用症狀**

- 抗菌、抗病毒、抗真菌：腸胃型流感、腸道感染、皮膚感染、生殖泌尿道感染。
- 助消化：吞氣症、脹氣、腹部疼痛（尤其是神經緊張引起）。
- 鎮靜、放鬆、降血壓、擴張血管：失眠、神經衰弱、情緒失衡、高血壓、心律不整、心跳過速、心悸、偏頭痛。
- 止痛、消腫、消炎：肌肉與關節疼痛、經期疼痛、背痛、牙齒疼痛與感染。
- 提振神經系統，平衡甲狀腺功能：甲狀腺功能亢進。

建議處方

- 腹部痙攣：可在腹部使用純露熱敷。
- 高血壓、心悸及心律不整時：每餐前以 1 茶匙純露加在 1 杯溫熱水中飲用，同時在手肘內側使用幾滴馬鬱蘭精油稀釋塗抹，每天 3 到 5 次，可與穗甘松、薰衣草或依蘭交替使用。
- 幫助放鬆：在泡澡水裡加 1 至 3 湯匙的馬鬱蘭純露，有放鬆與舒緩平靜的功效。
- 如果隔天的事情讓你感覺有壓力，你可在晚上睡前以 1 茶匙純露加在 1 杯溫熱水中飲用。
- 風溼痛：以溫熱純露沾溼紗布，溼敷疼痛處舒緩風溼問題。

烹調建議

- 噴灑在沙拉、蔬菜及醬料中。
- 加在醃漬物、油醋醬、海藻沙拉。

胡椒薄荷

英文俗名
Peppermint

拉丁學名
Mentha Piperita

療癒特質：清涼振奮

胡椒薄荷是多年生的混種植物。花呈淡粉紅色，略帶紫色，呈穗狀花序。莖呈紫紅色。全世界各地常有栽種。

植物科別：唇形科
萃取部位：整株植物
口感：清新、含薄荷醇
氣味：含薄荷醇、清涼、草本、辛辣
主要化學成分*：單萜醇類
使用禁忌：無
* 註：主要化學成分依據精油的氣相層析。

歷史與神話　　　　依據神話記載，薄荷源自悲歡之河（Cocycus）的女兒 ——Mentha。Mentha 愛上冥神普魯東（Pluton）。普魯東的妻子出於嫉妒，一腳把她踩死。普魯東為了救她，只能把她變成一株香草植物。另外一個神話故事是說薄荷長在維納斯女神（Venus）的花園裡。在

古代，人們用薄荷編織成王冠，稱為「維納斯的王冠」。薄荷絕對是古時候人們最常用的藥用植物之一。

純露治療實例

胡椒薄荷純露在純露治療中被廣泛使用。它的氣味令人振奮與清新，具有清涼解熱、提神醒腦的特性。

案例實證：「曾使用胡椒薄荷純露噴灑治療水痘的膿疱、用來安撫鎮定爆發的情緒、還有維持口氣清新。這純露不只治療效果好，口感也非常好。」

「某個夏日，一位微胖的女病患預約了按摩療程，當她來到中心時滿身大汗，顯得不好意思。我給她喝了一杯加了胡椒薄荷的水，情況就好很多，她也就能好好地享受這次的按摩療程。」

**能量及
心理情緒功效**

胡椒薄荷純露幫助心靈澄清。它能平衡神經，消除混淆迷亂及恐懼，平息腦中紛飛的雜念。它在身體和能量層面上都可以幫助消化，幫助消化清理過往的經驗，讓新的想法念頭產生。進行胡椒薄荷純露的療程能平息過度火爆的情緒反應，緩解不安與煩躁，使得思緒清明。

**治療功效和
適用症狀**

- 收斂、清涼解熱、刺激活化微循環系統（小範圍的循環系統），抗病毒：玫瑰痤瘡（酒糟肌膚）、發炎的青春痘、刮鬍後紅腫疼痛、擴散的紅斑、循環不良且黯淡的皮膚、皮膚搔癢、蕁麻疹。
- 激勵淋巴與靜脈系統：靜脈曲張、腿部腫脹。
- 清涼解熱：過度出汗、潮紅。
- 激勵胰臟：消化不良、新陳代謝問題、不易專心、意興闌珊、嘔吐、胃口不好、暈車暈船等。
- 抗病毒、止痛、止癢：帶狀疱疹、疱疹、水痘、昆蟲咬傷、偏頭痛、扭傷。

建議處方

- 偏頭痛：使用純露沾溼紗布冷敷額頭，同時噴灑純露在額頭及太陽穴，1 天數次。
- 曬傷或全身發熱（潮紅）：全身噴灑純露。
- 高溫炎熱的天氣時，噴灑純露在手臂，會立刻覺得清涼許多。
- 帶狀疱疹、疱疹、水痘：在患部噴灑純露。同時在每天的飲用水中加入 2 至 3 湯匙純露。
- 健行或舞會後，可噴灑純露在腿部及足部；長途舟車勞頓後，可不時噴灑純露在臉部，會讓人重新恢復活力。
- 盛夏時，在飲用水中加入胡椒薄荷純露，可以幫助維持火元素（Pitta）的平衡。

烹調建議

- 製作純露冰塊，加在夏日飲品中增添風味。
- 加入水果沙拉與巧克力甜點，增添清新口味。
- 噴灑在檸檬冰淇淋上。
- 在紅茶或綠茶中加入 1 茶匙的純露，增添薄荷氣味。
- 調製各類飲品的極佳材料。

馬鞭草酮迷迭香

英文俗名
Rosemary Verbenone

拉丁學名
Rosmarinus officinalis, ct. verbenoniferum

療癒特質：喚醒生命靈魂

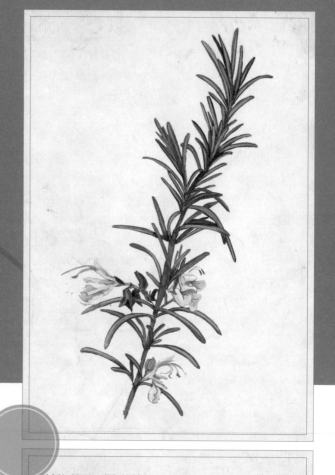

迷迭香是生長在地中海周圍地區的野生灌木，尤其喜好生長在乾旱、充滿岩石、石灰岩層的灌木叢中；也可在庭院中種植。在植物療法中，迷迭香具有眾多療效，同時也是料理用香草、蜜源植物（迷迭香蜂蜜非常有名），除此之外，它也是香水中的重要材料。

植物科別：脣形科
萃取部位：整株植物
口感：清新、令人聯想到清新的草味
氣味：清新、草本、樟腦、香氣濃郁
主要化學成分＊：單萜烯類、酮類
使用禁忌：孕婦、三歲以下孩童

＊註：主要化學成分依據精油的氣相層析。

歷史與神話　　　　在古代，埃及人、希臘人、羅馬人都經常在宴會及祭典、典禮上使用迷迭香，象徵對祖先的記憶。因為這個原因，在婚禮時使用迷迭香來回憶以往的美好時刻；在葬禮時，用來保存亡者的回憶。古代的希臘學生會戴著迷迭香花環來加強記憶力。中世紀時，這植物被用來治療肝病、記憶力衰退及其他多種疾病。「Rosmarinus」代表的意思是「海之露水」。

純露治療實例

　　馬鞭草酮迷迭香純露是促進消化之火、肝胰腎臟功能的絕佳處方。能有效刺激新陳代謝，很適合使用於淨化排毒療程。

　　對於那些食物引起的慢性鼻炎患者，進行馬鞭草酮迷迭香純露療程後，整個人神清氣爽、健康狀況大為改善。內服的療程對於痤瘡（青春痘）患者通常非常有效。這是降低水土（Kapha）最有效的純露之一。

　　案例實證：「之前我春天的時候都會感到疲憊、缺乏精力、筋疲力竭。自從在初春時節進行了 40 天的純露療程之後，我一直都活力滿滿。」

　　「當我開始參加自我發展課程時，經常在冥想課程時打瞌睡。後來在上課時，持續喝馬鞭草酮迷迭香純露，從那時候開始，課堂上的每個字都聽得清清楚楚，而且直接印在腦海裡。」

　　「兩年前，我母親腳部受傷，傷口惡化感染。醫生一直要她吃抗生素，還威脅她，不吃的話，後果會很嚴重。但我母親還是決定不要服用抗生素。我們用馬鞭草酮迷迭香純露清洗傷口，一天數次，然後塗上抗菌、幫助結痂、消炎的精油。馬鞭草酮迷迭香的純露對於清洗及保持傷口乾燥有著絕對的功效。」

**能量及
心理情緒功效**

　　迷迭香是非常耐旱的植物，可生長在乾燥區域，即使火災後，都還能快速地再長出來。它活化我們內在的轉化之火，讓我們脫離昏沉狀態。它淨化身體與心靈，強化記憶力，加強專注力。當我們覺得快「沒電」時，是極佳的滋補活化劑。當自己處在停滯狀態、在身體復原期間、遇到卡住的狀況，都可以使用這純露，讓一切重新活起來，凝聚必要的活力，繼續前進。

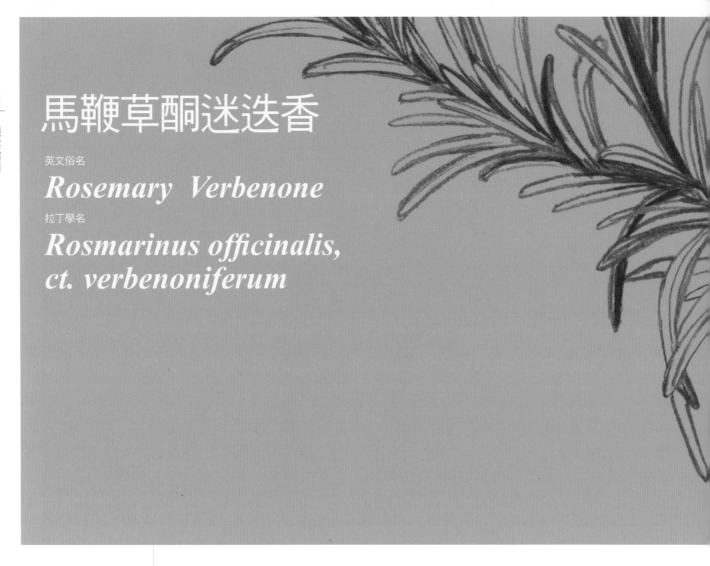

馬鞭草酮迷迭香

英文俗名
Rosemary Verbenone

拉丁學名
Rosmarinus officinalis,
ct. verbenoniferum

治療功效和
適用症狀

- 收斂、淨化、活化振奮、清新清爽：痤瘡（青春痘）、皮膚黯沉鬆弛、橘皮組織、混合性皮膚。
- 助消化、活化肝臟、膽囊、胰臟及腎臟：體重增加、更年期前期的新陳代謝失調、水分滯留、精神倦怠無力、月經前變胖、前列腺炎。
- 激勵心血管：低血壓。
- 溶解黏液與祛痰：鼻炎（尤其是因食物不耐症或過敏引起的）。
- 滋補神經系統、活化腦部：記憶力減退、缺乏專注力、思慮混亂、悲觀、缺乏動機、學外語失利、害怕面對衝突。

建議處方

- 排毒淨化療程或更年期前期用來刺激新陳代謝：進行 40 天的純露療程，每天以 1 湯匙純露加入 1 公升溫熱水中飲用。
- 慢性鼻炎：飯後以 1 茶匙純露加在 1 杯溫熱開水中飲用，每天 2 次。每天早上在每個鼻孔中各滴 1 滴純露。
- 上呼吸道充血（鼻竇）：在額頭及胸口使用純露熱敷。
- 痤瘡（青春痘）：以 1 茶匙純露加在 1 杯溫熱開水中飲用，每天喝 1 到 2 次。把馬鞭草酮迷迭香純露當化妝水、加在黏土面膜中，每週敷 1 到 2 次。

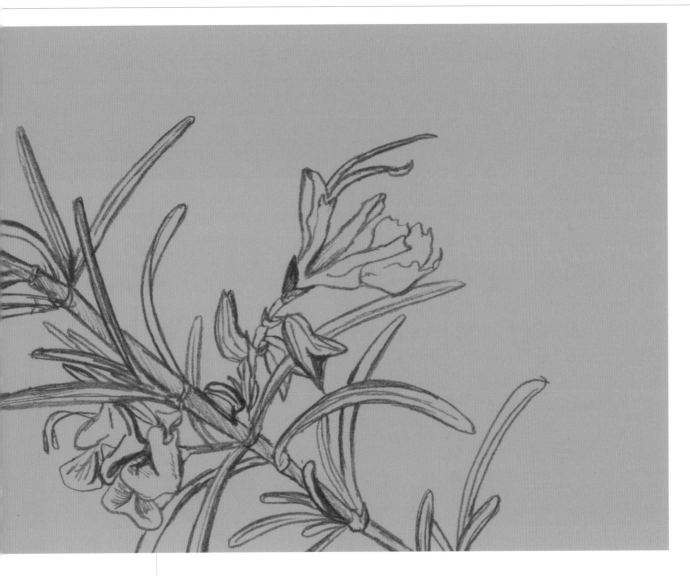

- 早上賴床：如果早上不易清醒，可在臉部及前手臂噴灑純露。
- 消除疲勞：疲憊的一天之後，晚上泡澡時可加入海鹽及 2 至 4 湯匙純露。
- 讀書時期或考試期間，可在臉及前手臂噴灑純露；熱水中加入馬鞭草酮迷迭香純露來泡澡。
- 初春時節，建議進行 40 天的純露療程，根據阿育吠陀療法，這時間剛好是 Kapha 時期；根據中醫理論，春天應該養肝。每天以 1 湯匙馬鞭草酮迷迭香純露加入 1 公升溫熱水中飲用。
- 月經來遲時：用純露熱敷肚子，以 1 茶匙馬鞭草酮迷迭香純露加在 1 杯溫熱開水中飲用，每天喝 1 到 3 次。

烹調建議

- 烹調普羅旺斯蔬菜雜燴、紅蘿蔔、芹菜、歐防風（又名芹菜蘿蔔），最後起鍋時，加入純露。
- 在地中海料理及番茄醬中，用來調味。
- 蒸馬鈴薯時添加純露，讓口感變細緻。
- 灑一些馬鞭草酮迷迭香純露在酪梨上，口味令人驚艷。
- 以 1 茶匙馬鞭草酮迷迭香純露加在西洋梨果汁中，口味清新振奮。

鼠尾草

英文俗名
Sage
拉丁學名
Salvia officinalis

療癒特質：喚醒內在能量

鼠尾草是多年生的脣形科亞灌木，可長到一公尺高。在歐洲南部很常見，但是野生的很少，經常被種植在花園中，並作為香料植物。就像大多數的酮類植物，它的葉片呈銀灰色，開紫花。

植物科別：脣形科
萃取部位：整株植物
口感：苦味、澀感
氣味：萜烯、樟腦、草本、樹脂
主要化學成分*：酮類、氧化物類
使用禁忌：孕婦、小孩、乳房多發性囊腫（未發炎也不是癌症）或是與荷爾蒙變化有關的癌症患者
*註：主要化學成分依據精油的氣相層析。

歷史與神話

自古以來，鼠尾草就以其療癒效果見稱。拉丁文「salvia」代表的意思就是療癒或拯救。拉丁文有個諺語：「花園種著鼠尾草的人，他何必接受死亡的召喚呢？」對古羅馬人而言，這植物就是「herba sacra」神聖植物。

純露治療實例	鼠尾草純露經常拿來治療更年期問題，治療過度流汗也非常有效。

案例實證：「在更年期初期，我常有熱潮紅及水腫問題，於是等量混合貞節樹純露及鼠尾草純露來治療，熱潮紅問題很快就消失，食欲過旺的問題也得到緩解，在持續三週的療程結束後，我的體重少了 2 公斤。」

**能量及
心理情緒功效**

鼠尾草能打開第三隻眼（Ajna），讓人比較能放下，平復過往的傷口，淨化並創造一個新的生命空間，幫助我們接受變化，展開雙手迎向未來，接受新朋友與機緣。認為改變或分手是一種「失去」的人，鼠尾草純露可以讓你重新體會到，所謂的結束其實是新的開始。同時平衡火元素（Pitta）與水土元素（Kapha）的鼠尾草，也能治療貪食症與太過豐富的情感。氣氛凝重時，噴灑在空間，能有效淨化環境。它能幫助我們保持專注，具有靈活彈性，以及開放的心胸。

**治療功效和
適用症狀**

- 類雌激素、平衡情感、輕微利尿、活化淋巴系統：更年期問題、閉經、月經失調、熱潮紅、經期腹部腫脹及痙攣疼痛、經期前嗜吃甜食、經期水腫。
- 鎮痛、抗菌、幫助傷口癒合、抗真菌、消炎：口瘡、牙齦發炎、傷口、皮膚感染、真菌病。
- 消解黏液：痰咳、鼻炎、支氣管炎。
- 平息消化之火，降低 Pitta：極度飢餓、月經前及月經期間食欲過旺、更年期初期食欲過旺。
- 制汗、減少口水分泌：盜汗、口水分泌過多。
- 刺激淋巴及靜脈系統：淋巴鬱結停滯、淋巴結腫脹、橘皮組織。
- 收斂、抗自由基：油性肌膚、玫瑰痤瘡（酒糟肌膚）、熟齡肌膚。
- 調節肝臟、膽、腎臟功能、助消化、利尿、淨化：新陳代謝問題、消化不易、暴食症、肥胖、水分滯留（尤其是因荷爾蒙問題引起的）、肝膽功能不足、膽固醇過高。
- 消解黏液：感冒、鼻竇炎、氣喘、痰咳。

建議處方

- 牙周炎、牙齦流血、口瘡、牙齦炎：使用鼠尾草純露漱口。
- 更年期症狀或熱潮紅：進行40天的純露療程，每天以1湯匙純露加入1公升水中飲用。
- 幫助頭髮生長，使頭皮恢復活力：搭配大西洋雪松純露使用，兩者協同作用效果更好。將大西洋雪松與鼠尾草等比例混合，用來按摩頭皮或加在洗髮精中。
- 盜汗：加2湯匙純露在泡澡水中，或者淋浴後在腳底及腋下噴灑純露。以1茶匙純露加在1杯溫熱開水中飲用。
- 回春：敷面膜前，先用純露熱敷臉部。
- 排毒：搭配在排毒療程中使用。

烹飪建議

- 加在醬料與醃漬料理中，增添微苦的口感。

紫蘇

英文俗名
Shiso ／ Perilla

拉丁學名
Perilla frutescens

療癒特質：轉化僵化模式

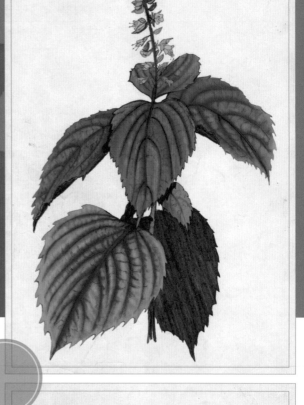

植物科別：脣形科
萃取部位：整株植物
口感：香甜、苦味、澀感
氣味：香料、木質、香甜、琥珀香、神祕
主要化學成分*：紫蘇醛、單萜烯類、倍半萜烯類
使用禁忌：無

* 註：主要化學成分依據精油的氣相層析。

這紫紅色的脣形科植物原產於東亞，在中國、印度、日本、韓國、泰國及越南，都被當作強效的藥用植物及香料。整株植物以其豐富的維生素、生物類黃酮、礦物質著稱。它的精油含有極為稀少的一種醛類。十九世紀時，移民到美國的人將這植物引入美國，稱它為「植物牛排」。一方面是因為它可以保存肉品，另一方面是那大大片的紅葉片，讓人聯想到「一分熟的牛排」。紫蘇也是一種能大量吸引蝴蝶的蜜源植物。

歷史與神話　　　中國及日本傳統醫學中，紫蘇被拿來作為：平喘、抗菌、食物中毒的解毒劑、解熱劑、抗菌、解痙攣、止咳、提振消化、平衡神經、活化、祛痰。學者們分析紫蘇精油的化學成分，證實了以上療效。近期研究報告似乎還發現它有抗癌效果。在亞洲的一些地區，尤其在日本，紫蘇收成前，還會舉行特別的靈性儀式，因為紫蘇被視為是造物者給予的神聖植物，用來拯救人類。民間認為心無敬意的亂踩在上面，會召來疾病與死亡。台灣

的原住民在院子裡種植紫蘇用來召喚神的保護，同時淨化環境。在西方，大家也會用學名「Perilla」來稱呼這植物。「Shiso」則是紫蘇的日文名字。

純露治療實例

　　我來台灣教學時，發現了這款純露及精油。是我的朋友溫佑君推薦給我的。溫佑君是亞洲著名的芳療老師，她大力推薦紫蘇的療效，還提到台灣的大學與研究機構針對這植物做的相關研究。在我試用之前，它的香氣就已經深深地吸引我了。這款精油及純露一引入瑞士，就大受歡迎。許多個案見證了它不可思議的消炎功效。治療師們用它來治療糖尿病、膽固醇問題都非常有效，也被拿來治療癌症病患，加強免疫系統。

**能量及
心理情緒功效**

　　紫蘇幫助我們理解到，唯有當精神意識喚醒深層的智慧，智慧才能真正開展。我們的心靈層面會受限於過往經驗的投射與限制，無法真正解放。使我們自以為什麼都知道，什麼都想到了，而變得麻木。所以很少人能真正全然地開發自己的潛能與天分，因為我們的生命之火總是受限。紫蘇特殊的香氣：帶著香料味、木質、微苦中帶甜、琥珀香、神祕的香氣，傳遞一股深度感，來自另一個時空，讓念頭隨風飄散。並且淨化心靈，讓心靈明晰起來，喚醒意識層面。紫蘇也能喚醒第三隻眼（Ajna）──智慧之眼。讓我們覺察到控制我們的想法與概念。這植物鼓勵我們放掉所有限制我們心靈的一切計畫，當下化解那些不該繼續存在的殘存念頭。

**治療功效和
適用症狀**

- 淨化、解毒、提振消化、強力消炎：肝膽功能不足及發炎、膽固醇過高、糖尿病、新陳代謝功能低下、結石、嘔吐、消化不良、胃口不佳、食物不耐症、克隆氏症、結腸痙攣、重金屬中毒、動脈粥狀硬化、預防心肌梗塞、心律不整、血栓、靜脈與淋巴循環代謝不良。
- 鎮痛、強力消炎：泌尿生殖系統慢性發炎、攝護腺發炎、經期痙攣及疼痛、風溼、關節炎、肌肉痙攣。
- 抗組織胺、抗哮喘、抗菌：過敏性鼻炎、氣喘、慢性支氣管炎、肺部虛弱、咳嗽。
- 增強免疫力：免疫力不足。

建議處方

- 糖尿病及肝膽功能不足時，建議採用這純露。
- 化療後，建議進行40天的紫蘇解毒療程，每天以1湯匙純露加入1公升溫熱水中飲用。
- 以下的靜心冥想，可以幫助大家改掉不良習慣。

1. 噴灑紫蘇純露在雙手手掌，由身體上方往下，進行氣場按摩。
2. 接著採取冥想坐姿。
3. 再次在手掌中噴灑紫蘇純露。
4. 將手放在頂輪上方，順時鐘轉9圈。
5. 將手放在第三隻眼前方，順時鐘轉9圈。
6. 將手放在心臟前方，順時鐘轉9圈。
7. 接著把手放在腿上，手掌朝下碰觸大腿，如此靜坐，觀察自己的念頭。然後思索如何退一步思考，找到可行的策略、改掉不良習慣。

烹飪建議

- 料理蔬菜或蒸馬鈴薯，煮好時，噴灑紫蘇純露。
- 加在富含油脂的濃稠醬料中，可讓醬料變得比較好消化。

沉香醇百里香

英文俗名
Thyme Linalool
拉丁學名
Thymus vulgaris, ct. linaloliferum

療癒特質：溫和的治癒

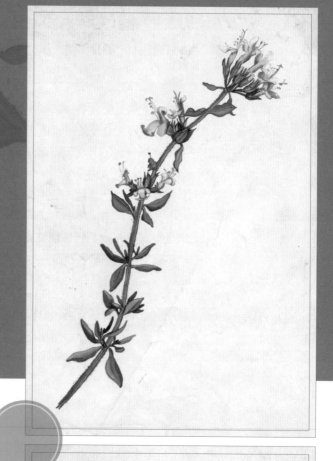

植物科屬：脣形科
萃取部位：全株植物
口感：青草、甜
氣味：甜美、青草
主要化學成分＊：單萜醇類
使用禁忌：無

＊註：主要化學成分依據精油的氣相層析。

沉香醇百里香為小型多年生亞灌木，枝葉茂密芳香。
高約 7 至 30 公分，生長在整個地中海地區及美洲。性
喜石灰質土壤、艷陽與乾燥的氣候。

歷史與神話

　　希臘文中「thymus」或「thumo」意思為勇氣或火的轉化。在古希臘，戰士出發時，
頭上會戴百里香葉冠，期許他們有勇氣對抗敵人。今日仍然如此，在希臘某些地區，人
們說某人有百里香的味道，就是形容這個人「舉世無雙」、「超凡無懼」。包括希波克拉
底的古希臘醫生認為，百里香是用來治療各種疾病如：婦科、泌尿道、肺部，以及分娩
時最重要的醫藥植物之一。

純露治療實例	沉香醇百里香純露能平穩地提升免疫力。溫和但有效的抗菌消毒作用,非常適合孩童使用。同時,沉香醇百里香純露也對皮膚感染特別有效。

案例實證:「我 6 歲的女兒常受口瘡之苦。後來她口腔一出現膿包,我就幫她噴上沉香醇百里香純露,症狀很快就消失,幾乎就不再長口瘡了。」

**能量及
心理情緒功效**

在團體中容易受病毒感染,以及在疾病流行期容易生病的人,或是太容易接受群體意見,而沒有保留餘地給自己的人。沉香醇百里香都可藉由淨化與在心臟及胸腺處設一道保護區,這兩種方式來幫助他們。

**治療功效和
適用症狀**

- 滋補平衡神經:衰弱無力、精神疲勞、壓力。
- 促進免疫系統:免疫系統衰弱、病後恢復期。
- 抗菌、抗病毒、抗真菌:口腔感染、口腔黏膜潰瘍、牙齦炎、呼吸道感染、腸道感染、生殖泌尿道感染、結腸炎、小腸結腸炎。
- 皮膚抗菌劑:膿疱、傷口、黴菌感染、癤子、痤瘡(青春痘)。

建議處方

- 提升免疫力:免疫功能低下時,進行 40 天療程,每天以 1 湯匙純露加入 1 公升水中,1 天內飲用完畢。
- 膿包或其他皮膚感染:與天竺葵純露並用,每天數次噴灑在患處。
- 預防流行性感冒:流感猖獗時,以 1 茶匙沉香醇百里香純露加在寶寶的洗澡水中來保護他。
- 尿布疹:寶寶屁股長紅疹時,用純露噴灑患處。

烹飪建議

- 加入湯品、蔬菜與醬汁中,帶來香甜草本的滋味。
- 讓冰淇淋、雪酪冰淇淋及其他點心的風味更細緻。

百里酚百里香

英文俗名
Thyme Thymol

拉丁學名
Thymus vulgaris,
ct. thymoliferum

療癒特質：振奮劑

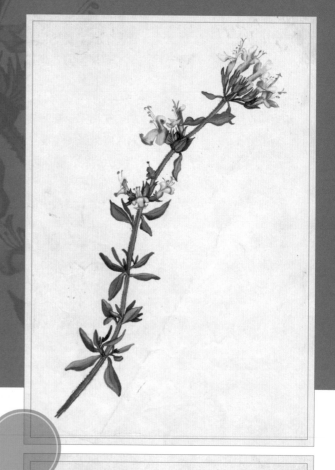

植物科屬：脣形科
萃取部位：全株植物
口感：百里香特有的口感、草味、辣味
氣味：溫暖、香料、草味
主要化學成分*：酚類
使用禁忌：孕婦與兒童不宜

* 註：主要化學成分依據精油的氣相層析。

與沉香醇百里香為同屬同種之植物，有著相同的外型
與歷史神話。以下為與沉香醇百里香不同之處。

純露治療實例　　　　百里酚百里香純露是所有純露中殺菌效果最好的。特別推薦用在呼吸道及泌尿生殖
器感染。它能振奮精神與傳遞能量及力量。在病後恢復期有助於重新找回力量，並強化
免疫系統。

案例實證：「急性膀胱炎時，我建議將百里酚百里香、冬季香薄荷與肉桂純露等量混合，將 2 湯匙的複方純露加在 1 公升的溫熱水中，1 天內飲用完畢。同時塗抹薑、檀香、芳枸葉以及茶樹精油在下腹部。患者症狀很快就消失，大多數個案因此可以不必服用抗生素。」

能量及心理情緒功效

在情緒脆弱時期，恐懼無所不在時，百里酚百里香能幫助提振能量。在人們想要逃避衝突時，它有助於做出決定，能夠壯大第一脈輪，傳遞我們需要的能量以對抗自卑情結及挫折感。

治療功效和適用症狀

- 抗菌、抗病毒、抗真菌：傷口、皮膚炎、口腔感染與真菌病、黴菌感染、痤瘡（青春痘）、流行性感冒、腸道與呼吸道感染、生殖泌尿道感染。
- 激勵免疫系統：免疫系統功能低下、病後復原期。

建議處方

- 感冒、鼻竇炎、支氣管炎：使用薰蒸法，將 2 湯匙百里酚百里香純露加在 1 公升沸水中，以口鼻吸入水蒸氣。
- 尿道感染時：每小時將 1 茶匙百里酚百里香純露加入 1 杯溫開水中飲用。
- 喉嚨痛：用純露漱口或噴灑喉嚨。

烹飪建議

- 加入鄉村燉蔬菜與番茄醬汁中，帶來地中海風味。

冬季香薄荷

英文俗名
Winter Savory

拉丁學名
Satureja montana

療癒特質：喚醒內在力量

植物科別：脣形科
萃取部位：開花全株植物
口感：刺激、胡椒味、草本
氣味：酚類氣味、胡椒味、香料
主要化學成分*：酚類
使用禁忌：孕婦、三歲以下幼童避免使用。
使用時避開眼睛，否則會造成黏膜刺痛灼熱
* 註：主要化學成分依據精油的氣相層析。

在法國普羅旺斯方言中，冬季香薄荷被稱作 Pebred'ase
（意思是「驢子的胡椒」），在瑞士瓦萊州（Valais），
被稱為 Poivrette（與黑種草同名）。冬季香薄荷是多年
生脣形科草本植物。生長在地中海地區及巴爾幹半島。
喜歡生長在石灰岩性土壤以及陽光充足且半遮蔭的地
方。

歷史與神話　　　冬季香薄荷是希臘神話中美狄亞公主（Medea）的魔法花園中主要植物之一。古希臘
羅馬人用來當催情劑，因此在中世紀修道院的庭院中是禁止種植的。這種「毒藥」在當
時常被有力量的女性（女巫）拿來煎藥，用來刺激生育力及能力。長久以來，在很多文
化裡，冬季香薄荷都被認為會帶來幸運。其拉丁學名「Satureja」，字根是 Satyre（意即好

色之徒），希臘文為「Saturus」，是神話中好色的森林之神，也是酒神巴克斯（Bacchus）的同伴。

純露治療實例

　　冬季香薄荷精油以其廣效的抗菌力著稱。純露也有同樣的功效，但不像精油那麼強效且具腐蝕性，能很快地解決感染問題，重新找回能量與活力。

　　案例實證：「我經常旅行，而且對空調非常敏感，常常在搭飛機的隔天，覺得喉嚨不舒服。自從有一次試用冬季香薄荷純露，發現對咽喉炎非常有效。它就變成我的旅行必備純露。只要喉嚨有一點癢癢的，我就馬上用純露噴灑在喉嚨裡，症狀很快就會消失。下飛機時，把純露加在熱水裡喝，讓身體暖起來，同時預防喉嚨不舒服。」

**能量及
心理情緒功效**

　　冬季香薄荷增加消化之火（Agni）與提升火元素（Pitta），它能啟動前三個脈輪，給予我們活力、面對困難的能力，以及行動力、實踐理想的勇氣。在身體衰弱及生命中脆弱時刻，很適合使用冬季香薄荷純露。它能幫助那些面對生命無常而失去勇氣，感到無力灰心的人們。

**治療功效和
適用症狀**

- 抗菌、殺真菌、殺病毒：呼吸道感染、腸胃感染、口腔牙齒感染、黴菌感染、生殖泌尿道感染、皮膚感染。
- 激勵、提升血壓、一般性滋補、增強免疫：低血壓、疲憊、身體虛弱、身體及神經衰弱、性慾低落。
- 淨化消化系統及腸道：胃腸炎、腹瀉、腸道念珠菌感染、口臭、腸胃寄生蟲、幽門螺旋桿菌。

建議處方

- 呼吸道充血腫脹：用吸入法治療。
- 喉嚨感染、咽炎、喉炎：直接噴灑喉嚨或漱口。
- 水土元素（Kapha）過多的問題，感到沮喪、沒有動力，可以混合冬季香薄荷純露與迷迭香純露，進行 15 天的治療。每天以這 2 種純露各 1 茶匙，加在溫熱開水中飲用，1 天 2 次。
- 腸道念珠菌感染：灌腸或結腸沖洗時加入這純露。

烹飪建議

- 添加在普羅旺斯燉菜、醬料、蔬菜汁中，口味絕佳。
- 添加在醋醬中。

月桂

英文俗名
Bay

拉丁學名
Laurus nobilis

療癒特質：發展勇氣

月桂樹高可達 2 到 6 公尺，甚至可以長到 15 公尺那麼高。枝條直挺，底部呈灰色，末端為綠色。柳葉刀狀葉片、互生、革質、邊緣呈波浪狀。葉面是深綠色，葉底為淺綠色。搓揉葉片時，會發出香氣。4～5 朵小白花叢聚為繖形花序，花期為三四月。雌雄異株，雄花與雌花長於不同植株上。果實為橢圓形的核果，表面光滑，紫黑色。

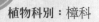

植物科別：樟科
萃取部位：葉片
口感：辛辣刺激、樟腦味
氣味：獨特、草本、麝香
主要化學成分*：氧化物類、單萜醇類、單萜烯類
使用禁忌：無

* 註：主要化學成分依據精油的氣相層析。

歷史與神話　　　　月桂這芳香植物的希臘名字為達芙妮（Daphné），源自希臘神話故事。月桂代表希臘神話中的太陽神阿波羅（Apollon），根據奧維德（Ovide，古羅馬詩人）所描述，達芙妮仙子是阿波羅的初戀，但她企圖逃走，阿波羅追了很長一段路，就在快追上她之時，她的父親，河神沛聶（Peneus），把她變成月桂樹。從那時起，月桂樹就是阿波羅最喜愛的樹，用月桂來祝福勝利以及詩歌。德爾菲城（Delphes）的解神諭者（pythie）在解神諭前

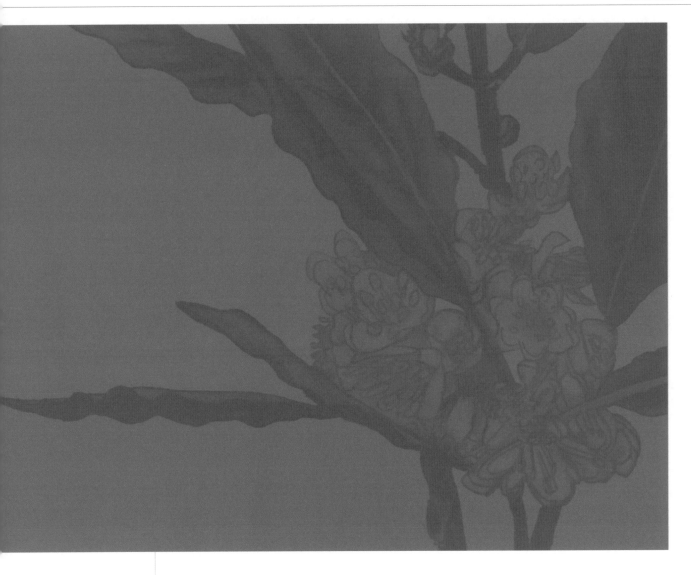

會先嚼幾片月桂葉。古希臘羅馬人都會用月桂葉冠，加冕詩人與戰勝者。這個傳統一直延續到中世紀，中世紀會用月桂葉冠加冕大學學者。法國著名的高中會考（baccalauréat）就是源自拉丁文 baccalaurea，也就是月桂漿果。

純露治療實例　由於月桂抗菌和消炎的功效，月桂純露用來治療口腔黏膜潰瘍及牙齦發炎非常有效。在治療淋巴結腫脹，以及靜脈曲張性潰瘍上，月桂是主要的植物處方之一。

案例實證：「身為希臘人，祖國的神話故事一直都深深地吸引著我，尤其是德爾菲城的解神諭者咀嚼月桂葉的故事。有一晚，入睡前，我把 1 湯匙月桂純露加在 1 杯溫熱水中喝，同時在枕頭上滴了幾滴月桂精油。之後一整晚夢境不斷，好像這些植物在對我說話，給我關於該給病患們何種治療的訊息。隔天早上起來，這些訊息仍然清晰難忘，雖然我理性的那一面試圖合理化這次的經歷，我仍聽到一個微弱的聲音建議我，應該要把這些訊息保留起來。後來，我試著重新理解整件事，我發現這植物的某些特性是我以前忽略的，而這些特性，後來又證明是非常有用的。從此以後，我偶爾會再如法炮製，夢境又會再度密集不斷地湧出。」

「一位母親來找我幫忙，因為她的孩子幾天前患了嚴重口瘡，滿口都是，幾乎無法進食，只能勉強地用吸管喝東西。我讓他內服月桂純露，同時拿來漱口。口瘡很快就好了。從此之後，他都會檢查媽媽是否隨時庫存一罐月桂純露。」

月桂

英文俗名
Bay

拉丁學名
Laurus nobilis

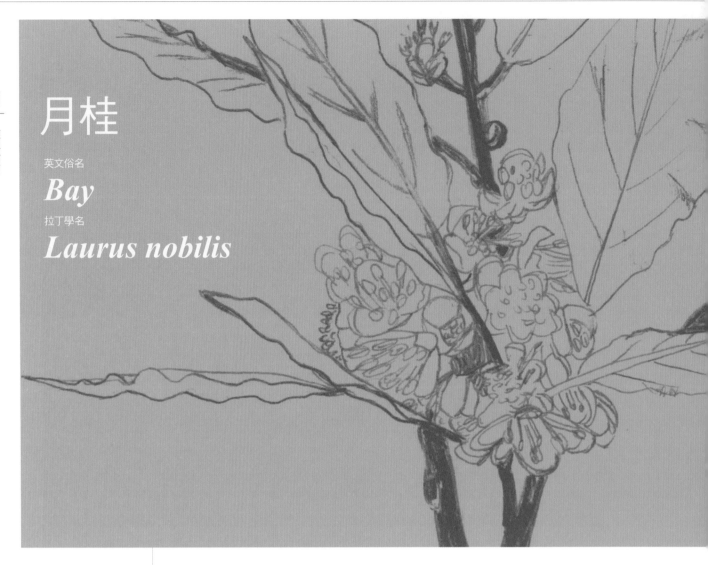

**能量及
心理情緒功效**

　　月桂與喉輪、空、風 (Vata) 元素有關。消除恐懼，穩定情緒，幫助你不要太絕對地去看一些事情，增加勇氣與信心。它傳遞穩定的力量，增加情緒的耐受力。彷彿在告訴你：「一切你需要的，此時此刻，就已都在你身上。」它將解放你內在的力量，因此得以重建自信，迎向未來。

**治療功效和
適用症狀**

· 抗菌、抗病毒、止痛、消炎、淋巴結腫脹、口腔黏膜潰瘍、牙齦炎、耳鼻喉方面的問題、神經痛、扭傷、網球肘。
· 助消化、排氣及腸道抗菌：腹脹、吞氣症、腸道感染及腸胃型流感、胃腸炎、腹瀉。
· 通經與止痛：經期痙攣及疼痛、閉經、月經失調。
· 止痛、抗菌、消炎、刺激淋巴系統與血液循環：靜脈曲張性潰瘍、淋巴與靜脈鬱滯
· 抗真菌：念珠菌感染、黴菌感染、鵝口瘡。

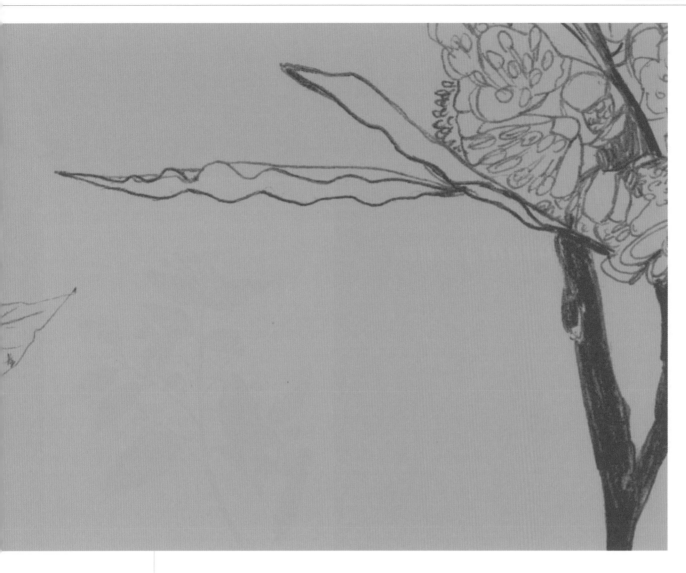

建議處方

· 　扭傷或挫傷：準備冷敷紗布（將布浸入冷水中，加入 3 至 6 湯匙的月桂純露），溼敷疼痛處。或用月桂純露製作冰塊冰敷患處。孩子們運動時容易受傷，建議冰箱裡應隨時備有月桂純露冰塊。

· 　口腔黏膜潰瘍、牙齦炎、牙周病：一天數次用月桂純露含在嘴裡漱口，同時在患處噴灑純露，一天數回。

· 　混合月桂純露、天竺葵純露或玫瑰草純露，噴灑在孩子的鵝口瘡上或其他要處理的部分，一天數次。

· 　靜脈曲張性潰瘍：以純露噴灑患處，同時飲用月桂純露水，一天喝 2 至 3 湯匙，加入水中。

· 　引夢：睡前喝 1 杯加入 1 茶匙月桂純露的溫熱開水，同時嗅聞月桂精油（滴幾滴在枕頭上），睡前在臥室噴灑月桂純露。

· 　頭皮屑、落髮、頭皮發炎：可使用月桂純露噴灑及按摩頭皮（可混合大西洋雪松純露使用）。

烹調建議

－ 　清蒸馬鈴薯、甘藍菜、扁豆，煮熟後上桌前，再噴灑純露。

－ 　使用月桂純露代替料理中使用的乾燥月桂葉。

錫蘭肉桂

英文俗名
Cinnamon

拉丁學名
Cinnamomum verum

療癒特質：打破堅冰

錫蘭肉桂為 10 至 15 公尺高的樹木，綠色花葉，果實為紫色小粒漿果。桂皮採收期為季風轉換期，採收後桂皮會自然捲起來呈圓筒狀。這種樟科樹木生長在熱帶地區。

植物科別：樟科
萃取部位：樹皮
口感：辛辣、苦、甜
氣味：熱情、木香、甜美、香粉味
主要化學成分*：芳香醛類
使用禁忌：子宮收縮劑，孕婦禁用
* 註：主要化學成分依據精油的氣相層析。

歷史與神話　　　這個著名的香料起源可追溯到遠古時期，許多傳統醫藥配方裡都有它。在宗教儀式和廚房烹調裡也都有它的參與。古埃及人使用它為木乃伊防腐，用來調製香水、焚香，也將它當成食用香料。中醫則將桂皮視為 50 種主要藥草之一，認為這個植物是讓人恢復元氣的重大功臣，甚至提到桂皮可以讓人長生不老。阿育吠陀則教導我們桂皮可以淨化血液（Raktadhatu）。

純露治療實例

連續 40 天，白天時以 1 至 2 湯匙錫蘭肉桂純露加入 1 公升水中飲用，可降低 25% 至 30% 的三酸甘油酯、葡萄糖及膽固醇。與歐白芷根純露搭配使用，可以讓人回復活力，並且給人勇氣與力量來度過病後恢復期。它可以刺激性慾並且消除尷尬。

喜愛挑剔、批評的人，在接受錫蘭肉桂純露治療後，為人處世變得較具熱忱和熱情，不再那麼完美主義。這個純露的熱力可以幫助那些對愛情膽怯，跨不出第一步的人。此純露對於慢性膀胱炎，及其他泌尿生殖系統方面的發炎與感染也相當有效。

案例實證：「進行 40 天的錫蘭肉桂純露療程，可以協助內向和膽小的人，讓他們能更勇於表達自己，更能感受到與其他人之間的連結。」

**能量及
心理情緒功效**

錫蘭肉桂純露可以鞏固神經系統，活躍心臟，讓人更具活力與動力。恐懼會使人變得疏遠、冷漠，並為了保護自己而搭起一道道保護牆，錫蘭肉桂純露可以消除這些恐懼。它會幫助人從自我孤立中走出來，克服那些失望挫敗所造成的不信任感，因而創造出必要的空間，讓人可以活出充滿熱情、創造性與熱忱的人際關係。

**治療功效和
適用症狀**

· 消炎和止痛：風溼病、牙痛、頭痛。
· 殺菌：呼吸道和泌尿生殖系統感染。
· 促進新陳代謝：肝臟與胰臟機能不全、糖尿病、膽固醇過高、肥胖。
· 強化免疫系統：感冒症狀、身體虛弱。
· 促進消化和殺菌：腹瀉、嘔吐、口臭、腸絞痛、口腔感染。
· 促進心臟收縮：心臟虛弱、容易喘氣。
· 利尿、促進子宮收縮、刺激性慾：月經失調、閉經、分娩、泌尿道感染、性功能障礙。

建議處方

· 疲倦或者學業忙碌的時期（準備考試）：1 茶匙純露加入 1 杯溫熱水中服用，每天 3 次。
· 口臭：使用純露漱口及喉嚨，另外每天以 1 湯匙純露加入 1 杯溫熱水中飲用（不可用氣泡水）。
· 腹瀉：將 1 茶匙純露加入 1 杯溫熱水中飲用，每天 3 到 5 次。
· 缺乏熱忱和熱情、性冷感：將 1 茶匙純露加入 1 杯溫熱水中飲用，每天 2 次；閉上眼睛吸聞錫蘭肉桂精油，1 天 3 次，每次 2 分鐘；性行為之前將純露噴在肚子及下背；當成氣氛噴霧在臥房裡使用。

烹調建議

－ 水果泥快煮好時加入 1 湯匙純露。
－ 果醬快煮好時加入 1 至 2 湯匙純露。
－ 在紅茶裡加入 1 茶匙純露可以幫助消化，並且增添溫暖與辛香的氣味。
－ 可以在蘋果汁裡加入 1 茶匙純露。
－ 在綜合果汁裡加入純露，可讓果汁變成「強力發動機」。

羅文莎葉／桉油樟

英文俗名
Ravintsara

拉丁學名
Cinnamomum camphora, ct. cineoliferum

療癒特質：遠見

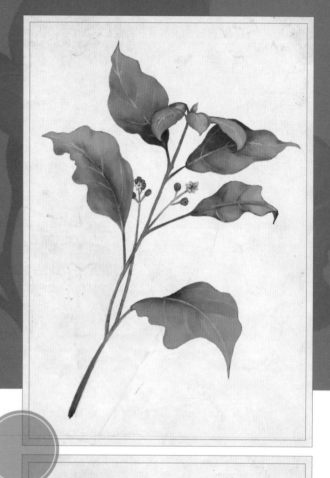

羅文莎葉是一種中等高度的樹木，高約 15 至 25 公尺。葉片互生、全緣、革質、常綠；通常是橢圓形，長約 10 公分，搓揉葉片時有濃烈的樟腦香氣。果實為多肉核果、呈球狀、由一根綠色的粗梗垂吊著；果實成熟時，從深藍色轉為黑色。

植物科別：樟科
萃取部位：葉片
口感：帶苦、微量薄荷香
氣味：綠色、清新、樟腦香、讓人想起尤加利樹
主要化學成分*：氧化物類
使用禁忌：無

* 註：主要化學成分依據精油的氣相層析。

歷史與神話　　　　源自馬達加斯加島，用當地話是：ravina 代表葉片，tsara 代表美好的。馬達加斯加島當地，許多市面上可買到的藥用植物，全都叫這個名字，也因此芳香療法的先驅們，一開始使用的名字是錯誤的。下面要介紹的這個純露其實是一種樟樹，我們保留原始名字羅文莎葉，以避免精油純露經常遇到的稱謂混淆現象。長久以來，羅文莎葉精油一直是最熱銷的抗病毒精油。

純露治療實例	羅文莎葉純露是抗病毒良方，也是羅文莎葉精油最好的搭檔。雖然其算是芳療市場上新興的產品，但我有機會觀察到它的效果，將羅文莎葉純露噴灑在孩子的水痘膿疱上與疱疹上，都非常有效。
能量及 心理情緒功效	它的香氣能啓動第三隻眼（Ajna），開啓潛意識之門。並喚醒我們深藏的記憶、祖靈的記憶，讓我們回溯心靈的最深層，理解我們對事物的態度、信仰的源頭，平息痛苦，讓我們能深刻內省。
治療功效和 適用症狀	・ 抗病毒、溶解黏液、袪痰、抗菌：各類病毒感染、流感、呼吸道感染、支氣管炎、感冒、鼻咽炎、百日咳、肝炎、病毒性腸炎、帶狀疱疹、疱疹、水痘、單核細胞增多症。 ・ 鎮痛、使關節柔軟：風溼、關節炎、肌肉及關節疼痛。 ・ 鎮靜、平衡心靈與心理情感、放鬆、提振神經：失眠、憂鬱、焦慮、躁動。 ・ 增強免疫力：免疫功能低下、慢性呼吸系統感染。
建議處方	・ 疱疹、帶狀疱疹、水痘：在患處噴灑純露。每天以 1 至 2 湯匙純露加入 1 公升水中，1 天內飲用完畢。若是孩童，則加入 1 至 2 茶匙純露。治療成人時，還可搭配胡椒薄荷純露使用。 ・ 眼睛疱疹：噴灑眼睛、使用純露紗布敷眼、1 至 2 湯匙純露加在 1 杯溫熱開水中飲用。 ・ 失眠、焦慮、躁動：睡前在太陽神經叢部位噴灑純露，1 茶匙羅文莎葉純露加在 1 杯溫熱開水中飲用，並不時嗅聞羅文莎葉精油。 ・ 預防流感：成人泡澡時加入 3 湯匙純露；孩童泡澡時加入 1 湯匙純露。每天以 1 湯匙純露加在 1 杯溫熱開水中飲用。

黃玉蘭／白玉蘭

英文俗名
Champaca

拉丁學名
Michelia champaca /
Michelia alba

療癒特質：讓心充滿香氣

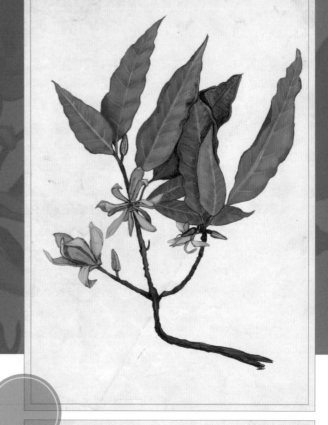

玉蘭是可以長得很高，甚至高達五十公尺的木蘭科樹木，人們為取其木頭而栽植，但也會因其濃郁芳香的花朵而將它當作觀賞用灌木。其花朵散發著香草氣味、令人沉醉且性感的香氣，這香氣被良好保留在純露裡。

植物科別：木蘭科
萃取部位：花
口感：甜、花香、性感、香草
氣味：花香、催情、甜美、令人陶醉
主要化學成分*：單萜醇類
使用禁忌：無
* 註：主要化學成分依據精油的氣相層析。

歷史與神話　　　　黃玉蘭是常出現在印度神話裡的花朵，許多傳說都有提到它。它的梵文名字之一 Nag Champa 即因蛇神那伽 Naga 而來，因為它的花瓣看起來像是一隻蛇的頭。黃玉蘭花常被拿來製造立香，使用於宗教典禮、普迦 Puja*。新婚夫婦的床會鋪上黃玉蘭花和茉莉花。黃玉蘭象徵輪迴轉世，永恆的生命以及看破生死幻相。它也是毗溼奴神與溼婆神之間的連結，代表從小我中解脫以及超越自我的喜悅。

* 註：Puja 為印度教崇拜的儀式

純露治療實例　　　玉蘭純露非常誘人的香味，使它成為很棒的香氛噴霧，能使人徹底放鬆，可說是最能讓人從日常生活脫離、敞開心胸迎向感官之旅的純露之一。它美妙與性感的口味相當受人們喜愛，結合其香氣，會讓人想在美食方面製作體驗不同甜點。拜其香味和滋味所賜，玉蘭花成了催情聖品。它會平衡火元素（Pitta），降低胃酸，消除飢餓感以及對甜食的過度需求，並讓那些因沮喪或壓力而大吃大喝的人冷靜下來。

　　　案例實證：「我有一位女性友人，她覺得自己對甜食欲罷不能，尤其是巧克力。想要進行 40 天戒甜食的療程。因為她很喜歡玉蘭花純露的味道，所以當她想吃甜食的欲望很強烈時，她就喝 1 杯加了 1 茶匙純露的水。才過了幾天，對甜食的欲望就明顯降低，而她也相當享受這美味的花水。」

能量及
心理情緒功效　　　玉蘭純露適合使用於下列情況：缺乏性慾、情感冷淡、無法理解自己人生的機緣。如果對於和自己親密的人相處沒有感覺，玉蘭純露可以幫助我們打開心房，重新感受歡愉。無論是內服或是當香氛噴霧使用，它的能量效果都很強大。噴在皮膚上，它會將人溫柔地包圍起來，是對抗挫折感、不滿足、嚴苛以及憤怒的良方。能讓情緒一觸即發的人冷靜下來，調和陰陽。

治療功效和
適用症狀
- 消化系統的止痛、消炎：噁心、嘔吐、潰瘍、胃酸過多、暴食症、劇烈的飢餓感、腹瀉、胃痛。
- 肌肉和關節方面的止痛、消炎：風溼病、頭痛、關節炎。
- 傷口癒合，皮膚修復、收斂、消炎：靜脈曲張性潰瘍、傷口、玫瑰痤瘡（酒糟肌膚）。
- 滋補神經和心臟：心悸、煩躁不安、憤怒、神經衰弱。
- 刺激性慾：缺乏性慾、性冷感、性無能。

建議處方
- 憂鬱症、性慾及情感冷淡、挫敗感：進行 40 天療程，以 1 湯匙純露加在 1 公升水中，每天服用；定時將純露噴在臉上及噴在身體周圍氣場。亦適合使用於天氣炎熱的時候，可以帶來涼爽氛圍。
- 劇烈的飢餓感、暴食症、胃酸過高、沒有飽足感：餐前將 1 茶匙純露加在 1 杯溫熱水中飲用；常有劇烈飢餓感時也可以將 1 茶匙純露加在 1 杯溫熱水中飲用，此情形同樣可以搭配檀香、芫荽、露兜、玫瑰純露使用。

烹調建議　　就味道而言，這是我最喜愛的純露之一。
- 給予水果製成的甜點高雅細緻的滋味。
- 給予水果冰沙、果汁、優格奶昔一種甜美、芳香以及香草的基調。
- 改善水的味道，讓它變得芳香、甜美、甘醇。
- 食用辛辣、重口味的餐點時，搭配飲用加入玉蘭純露的水，可以防止火元素（Pitta）過旺（即中醫所謂的上火）以及胃部灼傷。

藍膠尤加利

英文俗名、拉丁學名

Eucalyptus globulus

療癒特質：心靈的撫慰

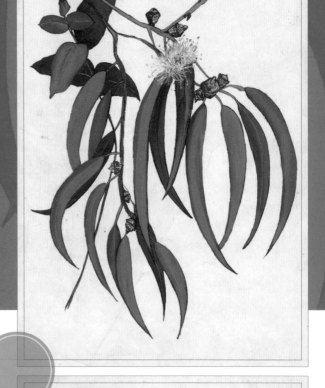

尤加利原產於澳洲與塔斯馬尼亞（Tasmanie，位於澳洲東南的塔斯馬尼亞島），今日在地中海國家與美國加州也有種植。高度可超過 50 公尺，大片鐮刀形的成熟葉片呈綠灰色，帶有濃烈香氣；白色的小花上覆蓋著一種薄膜。植物分類學中約可區分出 700 種不同的尤加利樹，其中約 500 種可萃取精油！

植物科別：桃金孃科
萃取的部位：葉片
口感：澀、清新
氣味：芳香、樟腦、帶一點難聞的氣味
主要化學成分*：氧化物類
使用禁忌：無

* 註：主要化學成分依據精油的氣相層析。

歷史與神話

澳洲原住民使用藍膠尤加利在各種藥用治療上。來自英語系國家的拓荒者以自己的理解，採用了其中一些處方。十九世紀末，人們在亞熱帶氣候區無限制地種植尤加利，使得沼澤地的水乾涸。藉由這些樹木的種植，人們成功地根除「熱帶地區」各種引起發燒的疾病，特別是瘧疾。時至今日，義大利某些地區，提到尤加利仍然稱之為「發燒樹」。它的名字來自希臘文「kalypto」，意為「包覆」，應該是隱喻花朵的形狀。

純露治療實例	藍膠尤加利純露對於呼吸系統的療效顯著,同時可以護理油性肌膚與痤瘡(青春痘)。它能幫助吸收更多氧氣,因此能改善身心疲弱的狀態,使思緒變得清晰,並活化甲狀腺。溼敷眼部可以治療麥粒腫與結膜炎。
能量及心理情緒功效	此種具有強大力量的植物教我們存活的能力。因為它能夠吸乾沼澤地,所以也能排出「體內沼澤」的水分,消除內部的衝突,有助於看清楚並意識到現實的樣貌。尤加利打開面向世界的視野。如果我們被自己的情緒淹沒,就很難保持客觀與真實。它可以釐清思緒,保持專注,激發與傳遞我們需要的能量來作出適切的反應與行動。

治療功效和適用症狀

- 消解黏液以及祛痰:鼻炎、鼻竇炎、支氣管炎、流行性感冒。
- 降血糖、激勵甲狀腺、利肝腎與胰臟:糖尿病、代謝緩慢、水分滯留、肥胖、慢性疲勞、甲狀腺機能低下。
- 抗氧化及抗菌:痤瘡(青春痘)、傳染性皮膚病、麥粒腫、結膜炎、眼睛過敏。
- 淨化排毒與排水:糖尿病、膽固醇過高。
- 戒菸。

建議處方

- 戒菸、思緒混亂、無法看到現實的樣貌、缺乏直覺:進行 40 天的療程,將 1 湯匙純露加在 1 公升飲用水中,1 天內飲用完畢。
- 麥粒腫、結膜炎、眼睛過敏:溼敷眼睛。
- 鼻炎、鼻咽炎:製作噴鼻劑。
- 痤瘡(青春痘):加在黏土面膜中溼敷患部或者加入熱水中做臉部薰蒸。

烹調建議

- 流行性感冒盛行時,加入預防流感的熱藥草茶中飲用。

香桃木

英文俗名
Myrtle

拉丁學名
Myrtus communis

療癒特質：純淨之樂

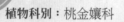

桃金孃科灌木，高約 2 到 3 公尺，分布在地中海沿岸各地區。紅棕色樹皮，開白色小花，花具香氣，果實深藍色。

植物科別：桃金孃科

萃取部位：葉片

口感：帶苦、含微量薄荷醇

氣味：綠色調、令人聯想到尤加利的氣味，但比較香甜

主要化學成分*：氧化物類

使用禁忌：無

* 註：主要化學成分依據精油的氣相層析。

歷史與神話　　　　古希臘人將這植物獻給阿芙蘿黛蒂（Aphrodite），愛情與美之女神。時至今日，年輕的新婚夫婦還會戴上香桃木花冠，象徵純淨與美。古老的阿拉伯神話提到，亞當離開天堂時，身上帶著一段香桃木枝條，以便回憶天堂的美好時光。

純露治療實例	香桃木純露具有祛痰、消腫、化解黏液的效果。鼻炎、鼻竇炎時，是最佳的鼻腔噴霧劑。花粉症伴隨眼睛發炎、紅腫、刺痛等症狀時，香桃木的鎮靜消腫作用，能有效舒緩這些症狀。痤瘡（青春痘）、真菌感染或玫瑰痤瘡（酒糟肌膚）患者，可使用香桃木純露作為化妝水滋潤皮膚。
能量及 心理情緒功效	香桃木純露淨化與平衡的功效，可以幫助我們對抗依賴的習氣，調和極端的情緒、神經緊張、躁動。能連結心輪與喉輪，強化身體與能量的免疫系統。這純露能化解固執，讓我們變得比較開放、有彈性。有依賴問題及自我毀滅傾向的病患，建議使用這支純露來治療。
治療功效和 適用症狀	‧ 祛痰、消解黏液、抗病毒、抗菌：鼻炎、鼻竇炎、支氣管炎、咳嗽、花粉症、牙齦發炎。 ‧ 收斂、淨化、抗真菌：青春痘、皮膚黯沉且失去活力、玫瑰痤瘡（酒糟肌膚）、黴菌感染。 ‧ 平衡心理情緒：依賴、自我毀滅傾向、固執、躁動、心神散亂。 ‧ 消腫、安撫、淨化：扭傷、水腫。 ‧ 抗菌、眼睛消炎消腫、抗病毒：花粉熱、眼睛發炎、眼部帶狀疱疹。
建議處方	‧ 眼睛的帶狀疱疹：調製香桃木與羅文莎葉複方純露，以純露沾溼紗布溼敷。並且隨身攜帶此純露以便持續噴灑純露在眼睛上。 ‧ 戒菸：進行 40 天的純露療程，每天以 2 湯匙複方純露加入 1 公升水中飲用。用幾滴香桃木精油稀釋按摩胸腺部位。用加拿大鐵杉、佛手柑及香桃木精油在室內擴香或直接嗅聞，可化解想抽菸的欲望。 ‧ 黴菌感染：可以使用香桃木純露，搭配茶樹、岩蘭草、天竺葵以及玫瑰草純露，進行陰道灌洗或灌腸。 ‧ 上呼吸道感染：使用香桃木純露噴灑鼻腔，可以紓解充血堵塞狀態。
烹調建議	－ 加入與呼吸道相關的藥草茶中飲用。

茶樹

英文俗名
Tea Tree

拉丁學名
Melaleuca alternifolia

療癒特質：活力與健康

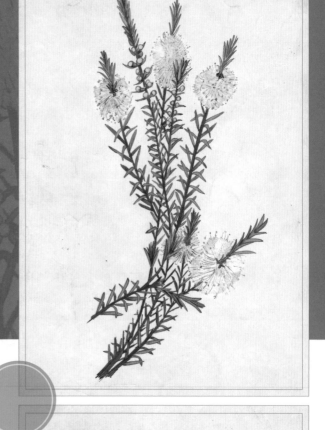

茶樹為桃金孃科灌木，原生於澳洲沼澤地，高可達 4 到 6 公尺。樹皮為革質灰白色，呈薄片狀剝落。互生的葉片呈針狀，長約 1 到 3.5 公分，寬小於 1 毫米，常綠、堅韌，呈亮綠色。

植物科別：桃金孃科

萃取部位：葉片

口感：草味、甜味

氣味：草味、木質、麝香

主要化學成分*：單萜醇類、單萜烯類

使用禁忌：無

* 註：主要化學成分依據精油的氣相層析。

歷史與神話　　　　庫克船長和他的船員們待在澳洲時，因為沒有茶葉就用此樹芳香的葉片泡茶飲用，也因此從這時代起，就將之稱為茶樹，儘管它跟傳統的紅茶完全沒有任何關聯。對原住民而言，茶樹具有神祕又神聖的特質。

純露治療實例	茶樹純露與精油一樣都有很強的抗菌與抗真菌功效。純露比較容易長期使用，能有效對抗念珠菌與腸道寄生蟲。經常運用在口腔與生殖泌尿道感染的個案治療。
	案例實證：「我的狗有一次得了中耳炎。獸醫給我塗抹的藥膏並沒有減緩感染情況。我手邊正好有茶樹純露，就用棉花棒沾純露清洗狗狗的耳朵，每天數次。3 到 4 天後就痊癒了。」
能量及心理情緒功效	茶樹的氣味讓人感到訝異與戲劇性。它可以立刻將我們與身體連結，提醒我們自己是具有形體的物質。並且讓人往下扎根，建立基底輪與心輪之間的通道，重啟由下往上的能量循環。根據原住民神話，茶樹生長在危險的地區，守護周圍居民的健康。顯示茶樹擁有廣效的抗菌效果及保護的特質，讓我們聯想到大地之母的力量。

治療功效和適用症狀

- 抗菌、抗病毒、抗真菌：黴菌感染、痤瘡（青春痘）、皮膚炎、傷口、口腔感染、牙齦炎、口腔黏膜潰瘍、牙周病、結膜炎、泌尿生殖道感染、耳鼻喉感染。
- 促進新陳代謝：甲狀腺功能低下、消化不良。
- 活化淋巴與血液：靜脈與淋巴滯留、痔瘡、橘皮組織、靜脈炎、靜脈曲張。
- 滋補神經及加強免疫系統：神經衰弱、疲憊、免疫功能低下。

建議處方

- 保養口腔：1 茶匙茶樹純露加在 1 杯水中，清洗牙齒可以預防蛀牙，定時噴灑在發炎與流血的牙齦上。戴假牙者可持續噴灑在口腔中。
- 消毒傷口：將純露噴灑在傷口。
- 痤瘡（青春痘）：作為收斂水噴灑臉部或加在面膜中敷臉治療。
- 陰道黴菌感染：以 1 茶匙純露加在 100ml 的水中進行陰道灌洗（包括懷孕期間感染也可使用），同時溼敷患處。
- 預防黴菌感染：在進入更衣室與公共泳池前後噴灑腳部。
- 咽喉炎：調合茶樹純露、冬季香薄荷或百里酚百里香純露漱口。
- 進行 7 日的茶樹療程：口服茶樹純露，並將茶樹精油塗抹腳底，有助於因過度工作，覺得自己沒有足夠精力去實現志向與使命的人。

茉莉

英文俗名
Jasmine
拉丁學名
Jasminum officinale /
Jasminum grandiflorum

療癒特質：喚醒感官慾望

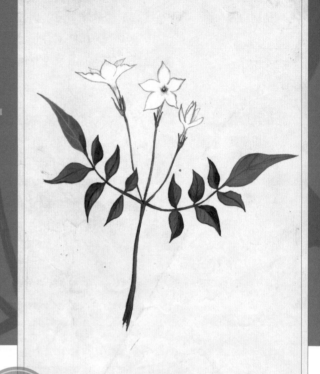

這種攀緣型植物為落葉灌木，整個夏天都會開花。高度可達5公尺。它的花朵非常芳香，成傘形，頂生或腋生。生長於全亞洲（中國、印度、越南、泰國等）的樹林、樹籬以及河邊。

茉莉同時也是南方花園經常種植的灌木，在地中海地區的開花期是從六月底到九月。

植物科屬：木樨科
萃取部位：花朵
口感：苦、澀、清新
氣味：性感、花香、輕微的麻醉氣味、濃郁
主要化學成分*：單萜醇類、酯類
使用禁忌：如使用在吸嗅或皮膚上沒有禁忌。懷孕期間避免內服。
* 註：主要化學成分依據精油的氣相層析。

歷史與神話　　　　這是東方詩人最喜愛的花朵，詩人吟誦茉莉的特質，藉以比喻情人的美好。在印度神話中，茉莉與迦摩神（印度愛慾之神）連結。迦摩神用祂的弓箭射出茉莉之箭，讓中箭的人墜入愛河。花朵也用在廟裡作為祭獻，特別是對溼婆神的祭獻。埃及豔后出發與安東尼相會時，所搭乘的船隻風帆都塗上茉莉香精。中醫以及阿育吠陀醫學也盛讚此種

植物的治療功效，它們賦予茉莉的特性如下：放鬆、抗憂鬱、催情，同時也可刺激代謝、排水、祛痰、抗菌以及消炎。中醫則推崇茉莉花水可以增強精子活力及數量。

純露治療實例

　　儘管茉莉純露最近才出現在歐洲市場，卻已經在純露治療領域上占一席之地。它是優秀的代謝促進劑以及淨化劑，非常適合搭配其他排水純露進行節食計畫。其性感的香氣可營造令人驚豔的嗅覺體驗，十分受到人們喜愛，也很適合作為化妝水使用。

　　案例實證：「有位 55 歲的女性朋友很喜歡茉莉純露的香氣，經常在沐浴後噴灑全身，三餐時加在茶水中飲用，噴在雪酪冰淇淋上，睡前也噴灑在臥室裡。使用一個月後，她瘦了兩公斤（沒有特別節食），發現關節疼痛消失（膝蓋、手指），同時心情感到前所未有的輕鬆。」

能量及
心理情緒功效

　　茉莉帶來愉快、愛與豐盛的訊息。它醉人的香氣有助於從理性中抽離，去做自己想做的事。它有悅性（Sattva）的特質，增加心靈的感知，有助於接觸未知的世界並增進愛與同情心。阿育吠陀將它與月亮的特性連結：清新，安撫心靈的煩躁，激發樂觀，傳達喜悅與幸福。它能夠擴展第二脈輪，激發創造力並帶來靈感。

治療功效和
適用症狀

· 止痛、消炎、抗菌：風溼、痛風、肌肉痠痛、生殖泌尿道發炎、偏頭痛、麥粒腫、口腔黏膜潰瘍。

· 放鬆、抗憂鬱、鎮定、滋補神經：悲觀、太過理性主義、憤世嫉俗、麻木、缺乏正直及忠誠、敏感、情緒脆弱。

· 收斂、利尿、促進新陳代謝：肝臟胰臟機能不全、食欲過盛、嗜吃甜食、水腫。

· 通經、刺激性慾：閉經、經期疼痛、不孕症、性無能、性冷感。

· 促進子宮收縮：分娩時使用，使產婦放鬆產程順利。

· 祛痰、抗菌：咳嗽、支氣管炎、發燒。

建議處方

· 在瘦身節食期間，每日將茉莉純露 1 至 2 湯匙加在 1 到 2 公升溫熱水中飲用。

· 經過一天的緊張壓力後，沐浴前用茉莉純露噴灑浴室，洗澡後以 2 湯匙純露加在浴缸泡澡。

· 睡前噴灑臥室可以有較放鬆的睡眠，或在享受兩人世界的時候使用。

· 曬了一天的太陽後噴灑全身。

· 在預產期前一週開始喝茉莉純露，它有促進子宮收縮的功效。

· 口腔黏膜潰瘍時噴在患處。

· 麥粒腫時溼敷眼睛。

烹調建議

— 增添茶、花草茶、雞尾酒以及果汁風味的絕佳純露。

— 加在蛋糕、點心、冰淇淋與雪酪冰淇淋中。

— 加在柑橘類沙拉中，增添絕佳精緻的香氣。

露兜

英文俗名
Kewra

拉丁學名
Pandanus odoratus

療癒特質：保護心臟

露兜樹科屬於熱帶植物，品種多達六百種以上，遍布
亞洲及玻里尼西亞群島（Polynesia）。這樹木外型特殊，
形似棕櫚科植物。露兜花可萃取出細緻、稀有且珍貴
的精油以及特殊的純露。

植物科別：露兜樹科
萃取部位：花
口感：甜、澀感、鮮度
氣味：甜美、具穿透力、琥珀香、感性
主要化學成分*：酯類
使用禁忌：無
*註：主要化學成分依據精油的氣相層析。

歷史與神話

在亞洲地區，露兜被拿來做甜點；阿育吠陀療法也使用露兜，他們利用露兜的多種
功效，來治療心與本覺（Sadaka-Pitta）不平衡的狀態。人體內的生物能——「火」（Pitta），
負責調節與控制心臟的功能，對心理精神層面的良好運作有著很大的影響。露兜，這植
物是用來獻給大梵天（Brahma，印度的創造之神）的，阿育吠陀的醫生們經常用這植物
來治療各種疑難雜症，如：心臟問題、風溼症狀、頭痛、肝臟胰臟及腸道的毒素堆積，
也可用來治療發燒、糖尿病、精神脫序、心緒混亂及黑暗面。在印度北方的語言，烏爾
都語（urdu）中，他們稱露兜為「ruh」，意思是「靈魂清涼劑」。今日的阿育吠陀療法仍

然會使用露兜純露來舒緩懷孕期間子宮過早收縮，避免早產，他們也建議孕婦要規律地飲用露兜純露，以保護腹中的胎兒。

純露治療實例

　　露兜純露證實了阿育吠陀療法的醫生們所分析的露兜功效。露兜確實能調節心臟功能，尤其在心悸與心律不整方面效果卓越；治療新陳代謝問題與消化問題也非常有效。

　　案例實證：「我的一位女病患有更年期的問題（情緒不穩、情緒失控），體重增加，她的醫生同時也診斷出她有高血壓。我一開始建議她使用「經典」款純露，如：快樂鼠尾草、西洋蓍草以及穗甘松來平衡她過度的火元素 (Pitta)。這些純露有效降低她在夜間的水分蒸發，也因此她血壓變得比較穩定，情緒也比較平衡；然而，她說她經常會感到跟別人不同、有些疏離、寂寞，我建議她進行 40 天的露兜純露療程。十幾天過後，她打給我，告訴我這純露實在太神奇了。自從開始使用露兜純露，她感覺到心被保護著，一些焦慮害怕都消失殆盡。」

能量及心理情緒功效

　　心與本覺（Sadaka-Pitta）健全的人，在精神層面及情感層面都很平衡。他們知道自己的人生方向在哪，跟自己與他人契合融洽。事實上，他們在身體與心靈之間找到和諧，在物質世界與心靈層面尋得平衡。露兜能深層作用，創造出足夠的空間，讓人打開心房，重新感受到與他人的連結。

治療功效和適用症狀

- 平衡情緒與神經：憤怒、執著、精神錯亂、神經衰弱、焦躁不安、心理情緒失衡。
- 鎮痛、消炎：關節炎、風溼。
- 滋養心臟與神經系統：高血壓、心悸、心臟壓迫感（胸悶）、心律不整。
- 肝臟胰臟排毒淨化：腹絞痛、糖尿病、劇烈的飢餓感、消化引起的偏頭痛、胃灼熱及潰瘍。
- 修復肌膚，抗菌：蕁麻疹、溼疹、皮膚黯沉、傷口。
- 刺激性慾、強化卵巢及睪丸功能（根據阿育吠陀醫學）：性功能障礙、性冷感、性無能、不孕、預防流產。
- 抗氧化：免疫系統功能低下、癌症。
- 強力抗痙攣：癲癇、早產、高危險妊娠。

建議處方

- 經歷憂鬱、哀傷之後，如果心因此變得冷酷僵硬，可以進行 40 天的露兜純露療程，搭配嗅聞玫瑰精油、檸檬馬鞭草精油或黃玉蘭精油。將露兜純露溼敷在心臟部位。
- 心悸、心律不整、高血壓、新陳代謝問題：1 茶匙露兜純露加在 1 杯溫熱水中飲用，每天 3 次，三餐飯前喝。以溫熱純露沾溼紗布，溼敷太陽神經叢。用露兜純露噴灑臉部及心臟部位。
- 能量失衡或面臨衝突的狀況下，在空氣中噴灑這純露。
- 免疫系統功能低下時，可以進行兩到三個月的露兜純露療程。
- 孕婦保養：1 茶匙露兜純露加在 1 杯溫熱水中飲用，每天 3 次。孕婦子宮過早收縮，可在腹部噴露兜純露。產後可進行露兜純露療程，以加速身體恢復。

烹調建議

- 可添加在蔬菜咖哩或魚類料理之中。
- 可提高綠色蔬菜汁的抗氧化功效。
- 杏仁類的糕點加上露兜純露，美味百分百。

大西洋雪松

英文俗名
Atlas Cedar

拉丁學名
Cedrus atlantica

療癒特質：看見目標、宏觀遠瞻

高大雄偉的松樹可以長到 40 公尺高，一直到海拔二千公尺高的山區都是它們的生長地帶。強壯的雪松具有不壞之身，因其木質中含有高比例的精油，無論是寄生蟲、細菌或黴菌皆無法攻擊它。雪松不受歲月摧殘，不僅害蟲遠離，同時也不受惡靈干擾，因而長命百歲。

植物科別：松科
萃取部位：木頭
口感：苦、澀
氣味：木香、樹脂、香脂、甜美、熱情
主要化學成分*：倍半萜烯類
使用禁忌：孕婦及五歲以下小孩禁用，雖然不太會對身體造成傷害，但這個植物不適合在這些生命階段使用
*註：主要化學成分依據精油的氣相層析。

歷史與神話

在聖經故事裡，雪松象徵力量、偉大神性、尊嚴、菁英以及勇氣。cedrus 這個字來自阿拉伯文 kedron，意思為力量，所以雪松本身即代表堅不可摧、長生不老。在公元二世紀時，希臘哲學家奧利振（Origene）寫道：「雪松不會腐壞，使用它作為房子的屋梁，可以保護靈魂不受侵害。」這就是為什麼中東地區的古文明好幾世紀以來，都使用黎巴嫩的雪松來興建船艦、宮殿以及家具。

純露治療實例

　　大西洋雪松純露可以幫助缺乏自信以及生命目標的人。它能夠舒緩雙腿腫脹、靜脈曲張還有痔瘡。對於頭皮屑、掉髮或頭皮癢等症狀，它可以排毒並讓頭皮恢復活力。

　　案例實證：「對於有血液循環問題以及缺乏動力和生活目標的人，我相當推薦他們進行大西洋雪松純露療程。」

**能量及
心理情緒功效**

　　大西洋雪松純露能對抗過度敏感、脆弱的神經質狀態，幫人肯定自我，捨棄防衛心態。使用這個純露的人會更加愛護自己、尊重自己，因而與自己的物質身體建立更好的關係。

**治療功效和
適用症狀**

- 止痛：坐骨神經痛、風溼病、腰痛、頭痛、關節炎。
- 平喘：協助會哮喘發作的人，還有那些失去信心和承受壓力的人。
- 滋補心臟、促進淋巴循環、修復動脈、疏通淋巴和靜脈：胸部心臟區域疼痛、心跳過速、腿部腫脹、橘皮組織、水腫、靜脈瘀滯、動脈粥樣硬化、痔瘡、靜脈曲張、骨盆充血。
- 排毒淨化、消除寄生蟲、溶解結石：糖尿病、腸道真菌和寄生蟲、腎結石。
- 傷口癒合、皮膚收斂、修復：傷口、靜脈曲張性潰瘍、蕁麻疹、頭皮病變及搔癢、掉髮、皮膚過敏症狀、敏感性皮膚、玫瑰痤瘡（酒糟肌膚）。
- 滋補神經：缺乏動力、目標。

建議處方

- 掉髮、頭皮搔癢、頭皮屑、頭皮病變：進行 21 天的療程，在乾髮時噴灑純露在頭皮，然後按摩，可與鼠尾草、馬鞭草酮迷迭香純露搭配使用。若有掉髮情形，可以與薰衣草、穗甘松純露搭配使用。頭皮癢則可以與玫瑰、芫荽或薰衣草純露搭配使用。
- 橘皮組織、循環代謝不良、腿部腫脹：依據個人心理情緒輪廓來與其他可促進循環的純露搭配使用，像是絲柏、檀香、西洋蓍草、穗甘松、露兜、香桃木、歐洲赤松、永久花、岩蘭草等純露。將大西洋雪松純露用於足浴裡，可舒緩雙腿腫脹。
- 溼疹、痤瘡（青春痘）、皮膚搔癢：將純露噴灑患處或是外敷。
- 因其氣味具陽剛的木頭味，男士可將其當成化妝水使用，可以平息刮鬍子後的刺痛，具收斂及殺菌之效。對於玫瑰痤瘡（酒糟肌膚）或者痤瘡（青春痘），同樣也可以將純露噴在臉上，一天數次。
- 缺乏目標、動力、信心，看不到未來：進行 40 天療程，將 1 湯匙純露加入 1 公升水，一整天服用。並將純露當成氣場噴霧使用。此外，每天早上將 1 滴精油塗在頸部，1 滴塗在頭頂頂輪區域。
- 將大西洋雪松純露噴在狗、貓或馬的毛皮上，可以消除害蟲及蝨子（狗似乎喜歡這個純露的味道）。這個純露在治療貓的皮膚病也有許多成功案例。

烹調建議

- 將 1 茶匙純露加入 1 杯葡萄汁中，會帶給人細緻又驚豔的口感。

歐洲赤松

英文俗名
Scots Pine

拉丁學名
Pinus sylvestris

療癒特質：森林的味道

歐洲赤松分布遍及歐洲溫帶及寒帶地區，一直到亞洲板塊的西伯利亞地區都有它的蹤影。樹型修長高大，樹幹光禿無枝，枝葉長於樹頂，樹齡達 150 到 200 年之久。樹高可達 25 公尺高，針葉長 4 到 7 公分。

植物科別：松科
萃取部位：針葉
口感：甜美、清新
氣味：綠色、新鮮、木質
主要化學成分*：單萜烯類
使用禁忌：會引起輕度腹瀉，孕婦要避免飲用
* 註：主要化學成分依據精油的氣相層析。

歷史與神話

在東歐地區，松樹被視為是防禦黑魔法及魔法詛咒的保護樹。在希臘，我們稱松樹為 Pitys。希臘神話中，Pitys 仙女被牧神——潘（Pan）追求，為了助她逃離色狼的魔手，眾神將她變成一棵松樹。希臘人用松樹來讚頌酒神——戴奧尼索斯（Dyonisos），羅馬人用來謳歌巴克斯（Bacchus），他們是酒與愉悅之神，也是豐饒富足之神。至於賽爾特人（Celtes），他們把松樹與太陽連結，認為松樹能撥開冬天的陰霾昏暗，並在冬至時分，進行禮讚儀式，祈求松樹能鼓勵太陽快快回來。希波克拉底（Hippocrate）醫生使用

歐洲赤松來治療肺部問題。阿育吠陀療法則認為松樹可以降低風元素（Vata）、水土元素（Kapha），並激勵消化之火（Agni）。

純露治療實例　　飲用或噴灑歐洲赤松純露能提振並活化身心，讓身心恢復元氣。感到疲憊、疲勞或者是有呼吸系統感染的時候，歐洲赤松純露可以幫助我們找回活力。

我們經常建議吸菸者、或想戒菸的癮君子使用這種純露，來強化呼吸系統並清除呼吸系統的毒素。

能量及
心理情緒功效　　歐洲赤松經常生長在岩石上，樹根強而有力地攀附在岩石上生長，也因此汲取了極大的能量。它的純露就傳遞出這股強大的力量，能放鬆心輪，幫助我們度過存在感的危機，讓我們本能地去善用自己的資源。它淨化心，掃除殘存的悲傷、哀慟、憂傷。使人重新感受到與他人的連結，發展慈悲與同理心。不再敏感易怒，比較能客觀地去面對他人的批評。

治療功效和
適用症狀

- 淨化、利排水、利尿：橘皮組織、靜脈及淋巴系統瘀滯、水腫、新陳代謝方面的問題。
- 溶解黏液、祛痰、提振呼吸系統：呼吸道充血、咳嗽、支氣管炎、吸菸引起的咳嗽、氣喘、鼻咽炎、鼻竇炎、肺炎。
- 鎮痛、消炎、消腫：風溼問題、關節炎、前列腺炎、膀胱炎、一般性的肌肉及關節痛、坐骨神經痛、扭傷、撞傷。
- 一般性的滋補：免疫系統疲弱、身體虛弱、低血壓、慢性疲憊、神經衰弱、沮喪、病後復原期調理。
- 抗菌、殺真菌：皮膚病、痤瘡（青春痘）、皮膚黯淡缺水、溼疹、油性皮膚、真菌感染。
- 淨化、提振新陳代謝、活化膽囊：甲狀腺功能低下、過度肥胖、便祕、飲食問題、膽結石。
- 刺激腎上腺：性疲弱、虛弱乏力。

建議處方

- 呼吸系統感染：與其他適當純露一起搭配使用，以純露加入溫熱開水中飲用、使用純露漱口、經常噴灑喉嚨、以純露加在孩子洗澡水中、溫熱純露沾溼紗布熱敷胸口，同時嗅聞歐洲赤松精油。
- 疼痛：在疼痛部位熱敷，如扭傷處、疼痛的關節、大量運動後的肌肉痠痛處。也可將純露加入水中進行泡浴。
- 疲憊不堪時：進行 40 天的純露療程，每天以 1 湯匙的歐洲赤松純露加入 1 公升溫熱水中飲用，同時嗅聞精油。
- 戒菸：想擺脫菸癮的菸槍們，可以用歐洲赤松純露加上香桃木純露。
- 抽菸者的脂肪囤積：可搭配絲柏純露、香桃木純露、永久花純露、杜松純露及歐洲赤松純露來治療。

烹調建議

- 製作糖漿。
- 在綠茶中加純露，可刺激新陳代謝。
- 加在水蜜桃冰淇淋與哈密瓜冰淇淋上，增添細緻的口感。

玫瑰草

英文俗名
Palmarosa

拉丁學名
Cymbopogon martinii

療癒特質：安定與撫慰

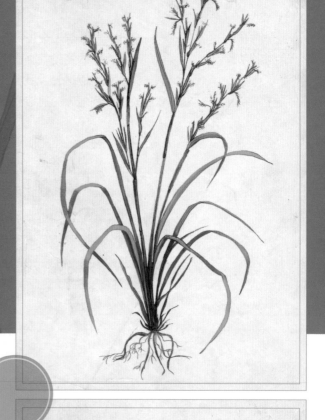

玫瑰草是源自印度的草本香氣植物，與檸檬香茅、薑草、香茅同屬香茅屬。玫瑰草是野生生長在乾燥的地區、恆河兩岸，一直延伸到阿富汗境內。它可以長到 3 公尺高，葉片呈細長狀，跟檸檬香茅的葉片很類似。

植物科別：禾本科
萃取部位：整株植物
口感：香甜、水果香、溫柔
氣味：花香、玫瑰香、性感
主要化學成分*：單萜醇類
使用禁忌：玫瑰草精油常被視為能滋補子宮，雖然目前還沒有更進一步的科學研究，但建議在懷孕期間避免使用玫瑰草純露
*註：主要化學成分依據精油的氣相層析。

歷史與神話　　　　阿育吠陀療法建議使用玫瑰草來治療風溼方面的問題，並且對於治療神經痛、腰痛、坐骨神經痛，以及發燒也有效，甚至是處理掉髮問題。在東方醫學中，我們認為玫瑰草可以降「火」、清涼、滋潤、加強陰（Yin）的能量。加勒比海小島上的土著，經常使用玫瑰草做成飲料或拿來當皮膚的化妝水。對於治療青春痘很有效，可以避免青春痘發炎化膿。

純露治療實例	非常有益於治療極端的情緒問題，可以平息罪惡感。2010 年 Gujarat 大學的研究指出，玫瑰草精油與純露對於中樞神經系統有保護作用，也因此玫瑰草被視為是神經保護劑，尤其是能有效治療癲癇、神經痛與厭食症。

案例實證：「長久以來，我對我父親一直懷著罪惡感。我常覺得我令他很失望，選擇了一條他不認同的路來走。我的治療師建議我做一個 40 天的玫瑰草純露療程，同時用玫瑰草精油來按摩太陽神經叢以及腎臟部位。在去見我父親之前，我也使用玫瑰草純露作為氣場噴霧。我們有個很深入的討論，兩人關係大為改善，又重新找回對彼此的愛。從那之後，我的罪惡感就消失了。」

能量及 心理情緒功效	玫瑰草純露的味道非常細緻且具花香，在心理情緒上，能讓你深層地放鬆，放開因緊張壓力、罪惡感、執著、完美主義引起的心靈折磨。同時對於身體虛弱、筋疲力竭、神經極度緊繃的狀態，也非常有效。它可以補足及強化玫瑰純露、天竺葵純露、黃玉蘭純露，以及露兜純露的療效，讓你不再那麼專斷地看待事情，學會放鬆，並了解到一切都是相對的。能很有效地改善「心——自覺不平衡的狀態」（Sadaka-Pitta）。

治療功效和 適用症狀	· 止痛、放鬆、鎮痛、去除罪惡感：壓力、神經衰弱、完美主義、罪惡感、憂鬱、挫折、憤怒、神經痛、癲癇、厭食症。 · 殺菌、抗病毒、抗真菌、抗菌、滋潤皮膚、收斂：皮膚病、溼疹、痤瘡（青春痘）、玫瑰痤瘡（酒糟肌膚）、敏感肌膚、真菌病、傷口與結痂。 · 針對胰臟、脾臟及肝臟，具有抗發炎的功效：平息過度嗜甜食的慾望、平衡飲食方面的行為偏差、極度飢餓的狀態、胃口過好。 · 滋補子宮、通經：閉經、月經失調、經前症候群、出血性月經。 · 滋補心臟：心律不整、膽固醇過高、腿部腫脹、靜脈曲張、痔瘡。

建議處方	· 營造一個舒適有趣的氛圍，傳遞快樂幸福感，讓空間有股細緻的香氣。 · 火元素（Pitta）過旺、有罪惡感、完美主義作祟、胃口過好或過度飢餓時：進行 40 天的純露療程，每天以 1 至 2 湯匙的純露加入 1 公升水中，1 天內飲用完畢。 · 重新找回自信與自在：在太陽神經叢及心臟部位噴灑純露。 · 思維陷入僵化的完美主義時：在嘴巴裡面經常噴灑純露。 · 肌膚保養：敏感肌膚可使用玫瑰草純露作為化妝水，也可用來安撫刮鬍後的肌膚灼熱感。

烹調建議	－ 添加在甜菜根與胡蘿蔔沙拉中，增添特殊口感。 － 在水果雞尾酒及奶昔中加入純露，口感變得細緻可口。 － 讓馬芬蛋糕、水果塔及慕斯增添一股花香及精緻的口感。 － 加在冰淇淋或水果冰淇淋中，令人驚艷難忘。 － 讓綠茶口感變溫潤。

岩蘭草

英文俗名
Vetiver

拉丁學名
Vetiveria zizanoides

療癒特質：大地之母的信心

植物科屬：禾本科
萃取部位：根部
口感：甜、微苦、清新
氣味：木質、土壤
主要化學成分[*]：倍半萜烯類、倍半萜醇類
使用禁忌：孕婦不宜

[*] 註：主要化學成分依據精油的氣相層析。

岩蘭草為熱帶的禾本科植物，原生於印度，根系極長且扎實，長可達 2 公尺，深深扎根在土地之中，因此採收艱辛費力：需要翻挖 1000 公噸的土才能採收一噸的根系。因此某些地區種植岩蘭草作為水土保持之用。

歷史與神話　　　　深具土壤氣息的香氣，從古代就十分受到印度人的喜愛，在爪哇也一樣，人們暱稱它為「Akar wangi」，意為「芳香的樹根」。阿育吠陀十分稱讚其治療循環問題的療效。在印度，新婚夫婦會收到岩蘭草藥膏作為禮物，祝福他們永結同心，多子多孫。

純露治療實例	岩蘭草純露能促進循環代謝，同時有扎根與安撫的效果。讓風元素（Vata）與火元素（Pitta）類型的人能夠更沉穩靜定。

案例實證：「有一位客人問我如何護理她的酒糟型肌膚。她是屬於火元素（Pitta）過盛的體質，非常躁動與神經質。我建議她用岩蘭草純露作為化妝水，並每天將 1 湯匙純露加在 1 公升水中飲用。岩蘭草純露對皮膚有緊實的效果，使用三星期後，膚色變得比較明亮也沒那麼紅。最令人驚訝的是她變得較不躁動，與人溝通時也比較不會分心。」

能量及心理情緒功效	岩蘭草的精油或純露都可帶來一個信念：富足是我們都能擁有的自然狀態，所有人都值得擁有富足、繁榮與成功。岩蘭草向下扎根的能力，特別能幫助人擁有恆心及毅力來實現未來的計畫。在人際關係方面也有同樣的功效，它特別適合強烈執著於安全感而造成痛苦的人使用。

治療功效和適用症狀

- 強化循環與淋巴系統、緊實、保溼：缺氧肌膚、玫瑰痤瘡（酒糟肌膚）、乾燥肌膚、橘皮組織、靜脈炎、水腫、靜脈曲張、痔瘡、冠狀動脈炎、血管炎。
- 通經、刺激內分泌：閉經、經期疼痛、前更年期。
- 幫助消化、刺激胰臟與肝臟功能：肝臟與胰臟充血、消化不良、吞氣症。
- 安撫與鎮定：情緒煩躁、恐懼匱乏、焦慮、精神渙散、憤怒、風元素（Vata）過盛、不穩定、對安全感過度依賴、難以授權、面對未知的焦慮。
- 激勵免疫力與滋補神經：身體虛弱、免疫功能低落、消化不良。

建議處方

- 酒糟型、鬆弛、皺紋與缺氧肌膚：可當成化妝水或肌膚噴霧。與乳香純露並用可加強抗敏效果。
- 靜脈曲張、痔瘡：使用岩蘭草純露坐浴及溼敷患處，同時每日將 2 湯匙純露加入 1 公升水中飲用，可並用其他適合的純露。
- 改善睡眠品質：睡前將 1 茶匙岩蘭草純露及 1 茶匙橙花或羅馬洋甘菊純露加入溫熱開水中飲用。
- 情緒焦慮及煩躁：將 1 茶匙純露加在 1 杯溫熱開水中飲用，並且用純露噴灑上臂。
- 因神經質及心情煩躁引起的脹氣及消化不良：可於飯前將 1 茶匙純露加入溫熱開水中飲用以舒緩症狀。用純露熱敷也能減輕胃部的敏感不適。
- 敏感性肌膚在擦天然乳霜之前，先用純露噴灑肌膚。
- 難以癒合的傷口、靜脈曲張的潰瘍：以純露噴灑患部。

烹飪建議

- 添加在點心裡，帶來木質香氣並且幫助消化。
- 加在優酪乳及奶昔中，能降低二者的火元素（Pitta）特質。
- 帶給香草或榛果冰淇淋一股細緻木質的口味。

大馬士革玫瑰

英文俗名
Rose

拉丁學名
Rosa damascena

療癒特質：將心喚醒

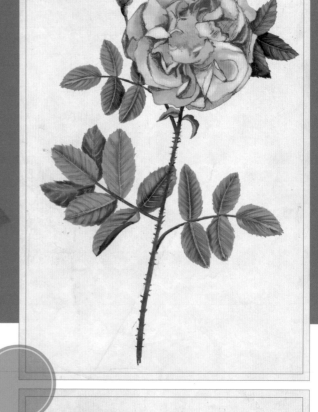

大馬士革玫瑰是法國薔薇（Rosa gallica）與麝香玫瑰（Rosa moschata）的混合配種，以花朵馥郁香氣著稱。在涼爽氣候的地區，大馬士革玫瑰能在野地繁殖，在較溫暖的南方，則以人工種植為主。今日最重要的產區在保加利亞。大馬士革玫瑰的花瓣呈粉紅色，植株可以長到兩公尺高。日出之前，它的香氣特別濃烈。最好的精油及純露就是用此時摘採的新鮮花瓣所蒸餾而成的。

植物科別：薔薇科
萃取部位：花朵
口感：香甜、清新、絲絨般
氣味：花香、性感、甜美
主要化學成分*：單萜醇類、酯類
使用禁忌：無

* 註：主要化學成分依據精油的氣相層析。

歷史與神話

　　玫瑰，百花之后，自古以來，象徵著愛情，一直讓眾人迷戀不已。在大多數的文化之中，玫瑰象徵愛情、純淨與熱情。天主教聖母手中經常拿著一朵玫瑰。埃及豔后將房間地板鋪滿玫瑰，讓羅馬皇帝馬可‧安東尼（Marc Antoine）拜倒裙下。在埃及，玫瑰被視為是萬用良藥。根據希臘神話，玫瑰原本只有白色花瓣，但因為愛洛斯（Eros）或阿芙蘿黛蒂（Aphrodite）腳受傷後，其鮮血將玫瑰染為紅色且讓花發出特殊香氣。

純露治療實例

　　我們可以觀察到大馬士革玫瑰純露能有效平息爆發性情緒：小孩情緒緊張失控時，在他房間噴灑純露，會有很大幫助；在研討會現場、場面緊繃、衝突爆發，以及每個人堅持自己的觀點時，噴灑玫瑰純露，也會讓奇蹟發生。除此之外，針對身體中火元素（Pitta）過旺的種種問題，玫瑰純露都有相當好的療效：像是眼睛發炎、皮膚起疹、胃口過好、情緒爆發。

　　案例實證：「我工作非常忙碌，同時有成千的事務要處理，必須隨時保持平衡與警覺，維持最佳狀況，隨時待命。當事情不順，感覺自己情緒即將引爆。此時我以 1 茶匙玫瑰純露加在 1 杯溫熱開水中飲用，並用純露噴灑身體周遭、臉部、頸部及心臟部位。我馬上就會感到一陣清新，比較平靜，也比較能傾聽。」

　　「火元素（Pitta）是主宰我身體的生物能量，我月經前經常情緒不穩，且月經量過大。醫生建議我服用避孕藥，但我的身體無法忍受這種藥物。改用純露治療後，短短不到一個月的時間，奇蹟就出現了。我等量地混合岩玫瑰純露、玫瑰純露、快樂鼠尾草純露，每天以 1 湯匙複方純露加入 1 公升水中，天天飲用。突然之間，困擾多年的月經問題就解決了，經血量變得很正常，而且經期前後，心情很平靜祥和。」

大馬士革玫瑰

英文俗名
Rose

拉丁學名
Rosa damascena

**能量及
心理情緒功效**

如同玫瑰精油，玫瑰純露能鬆開心輪，讓心比較開放、比較能傾聽與接受。它能平衡情緒，化解精微體的鬱結阻礙。平息器官中過多的火，對於舒緩愛情之苦、生離死別之苦、對付憤怒、生氣、攻擊性的問題，皆有良好的效果。玫瑰能放鬆並軟化太陽神經叢中過度僵硬的部位，降低以自我為中心的傾向。同時讓人重新感受到愛，並與他人建立連結。

**治療功效和
適用症狀**

* 收斂、淨化、提振、清新、除皺、消炎、鎮痛：皮膚黯沉、發疹、尿布疹、皮膚老化及黯沉、皮膚過敏、傷口、曬傷、蕁麻疹、皮膚搔癢、鵝口瘡。
* 眼睛部位消炎：眼睛紅、發炎、結膜炎。
* 使快樂、鎮痛、安神、提振神經、降低火元素（Pitta）：胃口過好、過度敏感、口臭、胃灼熱、極度飢餓、嗜吃甜食、月經前情緒不穩定、經前症候群、憤怒、挫折、害怕、躁動、憤世嫉俗的心態。
* 催情：性生活障礙、身心無法敞開、無法愛人。
* 抗菌、調節呼吸系統：支氣管炎，尤其是情緒心理變化引起的。

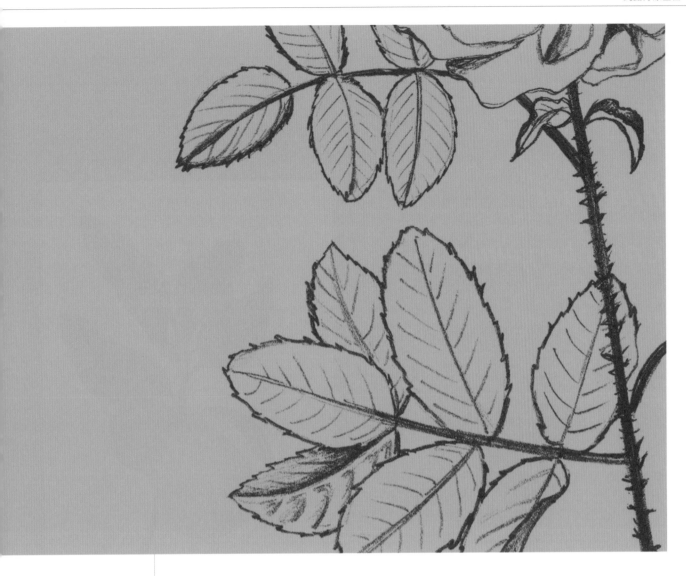

建議處方

- 找回情緒平衡，重拾寧靜與身心平衡：進行 40 天的純露療程，每天以 1 湯匙玫瑰純露加入 1 公升溫熱水中，1 天內飲用完畢。
- 胃口過好：三餐前以 1 茶匙純露加在 1 杯溫熱開水中飲用。
- 經前症候群、腹部痙攣、經前情緒不穩定：在空氣中噴灑玫瑰純露。月經開始前 10 天，每天以 1 湯匙玫瑰純露加入 1 公升溫熱水中飲用。
- 挫折沮喪、不順心時，在身上噴灑玫瑰純露。
- 消除疲勞，放鬆身心：疲憊的一天後，在泡澡水中加入 2 至 3 湯匙的純露泡澡。
- 尿布疹、蕁麻疹、皮膚發疹，可在患部噴灑純露，每天數次。
- 陰道搔癢或灼熱：混合三分之一純露加三分之二的水，用來清洗陰道。同時，噴灑患部，每天數次。
- 長時間在電腦前工作，可規律地噴灑眼睛。

烹調建議

- 很適合加在覆盆子、草莓、藍莓甜點中，增添香氣。
- 加在冰沙、奶昔或果汁裡，非常美味。
- 在米布丁、冰淇淋、水果冰淇淋或白乳酪中加入玫瑰純露，增添獨特的香氣。

佛手柑

英文俗名
Bergamot

拉丁學名
Citrus bergamia

療癒特質：喚醒歡愉

佛手柑是芸香科植物。有些資料顯示它應是來自苦橙與萊姆的混合種。這個水果長得像小柳橙，帶綠色的果肉，光滑又厚實的果皮，成熟時呈黃色。果肉有點酸味及苦味。

植物科別：芸香科
萃取部位：果皮
口感：甜、苦、辛辣
氣味：綠意、清新、花香、果香
主要化學成分*：單萜烯類，酯類
使用禁忌：無
* 註：主要化學成分依據精油的氣相層析。

歷史與神話　　　有關佛手柑是如何出現在義大利南部的說法相當分歧，可信度最高的是哥倫布（Christopher Columbus）將它從位於摩洛哥西南方、大西洋的加納利群島（Canary Islands）引進歐洲。好幾世紀以來，人們使用佛手柑與佛手柑葉的精油來製造香水。一般來說，因為佛手柑具有苦味，所以不會直接拿來食用，只有在它義大利南部的故鄉卡拉布里亞（Calabre）地區，會將它加糖烹煮好幾個小時，做成一種果醬。它的香氣長久以來都是古龍水的重要成分。

純露治療實例　　這個閃亮迷人的純露不久前才出現於市場上,會帶給人好心情並對抗壓力。無論是口服或噴灑,皆對精神狀態有益。

案例實證:「過年時大肆慶祝,我不可避免地吃了過多的巧克力和甜食,還有比較油膩的大餐,覺得疲倦又有些噁心。我以 1 湯匙佛手柑純露加入 1 公升溫熱水中,2 小時內喝完,立即感覺人變得輕鬆且靈活。」

能量及
心理情緒功效　　這個閃耀動人的純露讓人可以不帶罪惡感,更深刻地感受歡愉。當時機到來,人們不再被奴役,受制於物質幻相、社會規範、集體意識的操控以及讓人覺得罪惡卻又抵擋不住的誘惑,佛手柑純露會讓生活更加快樂,讓人不再拿煩惱和生命中難解的問題來庸人自擾。它激勵人轉苦為樂,因而擺脫痛苦。有憤世嫉俗傾向的人、失去赤子之心及開放心胸的人、傲慢自大的人,都可隨著佛手柑純露與精油學習如何觀照與放下。

治療功效和
適用症狀
- 抗真菌、抗病毒、抗菌:腸道感染、呼吸道感染、發燒、痤瘡(青春痘)。
- 幫助排氣、消化、輕微利尿效果、促進肝臟和胰臟機能:肚子脹氣、吞氣症、肝臟和胰臟機能不足、新陳代謝障礙、胃腸不適、噁心、胃灼熱、痙攣、便祕。
- 促進食慾與消化:飲食失調。
- 止痛:頭痛。
- 收斂、淨化皮膚並恢復光澤:皮膚炎、痤瘡(青春痘)、毛細孔粗大、油性肌膚。
- 抗壓力、抗焦慮、安神:難以入睡、壓力、心浮氣躁、過度敏感容易激動。

建議處方
- 承受壓力時期:使用佛手柑純露作為氣場噴霧,並將 1 茶匙純露加入 1 杯水中飲用,每天喝 2 到 3 次。
- 吃完油膩的餐點:將 1 茶匙純露加入 1 杯溫熱水中服用。
- 噁心或胃灼熱的情況:直接將純露噴進嘴裡,並噴灑身體四周,飲用加入佛手柑純露的溫熱水。

烹調建議
- 佛手柑清新的果香,讓其純露成為甜點及綜合果汁的絕佳成分:義式奶酪、雪酪、果汁、冰沙等。
- 與海鮮迷你杯 * 搭配相當合適。
- 使飲用水有相當美好的味道。

* 註:時下流行的餐前菜,將生魚或煙燻魚同其他食材放入玻璃杯中。

橙花

英文俗名
Neroli

拉丁學名
Citrus aurantium

療癒特質：樂觀的氣息

這種 5 到 10 公尺高的芸香科植物又名苦橙樹。在公元紀年初期，原生於印度各處，後來被十字軍引進地中海區。摩爾人（Maures）在西班牙接近塞維亞市（Séville）的地方大量種植，它的果實因而擁有塞維亞橙的別名。苦橙也是罕見可生產多種精油的植物，除了果皮可冷壓萃取精油外，取其葉片可以蒸餾苦橙葉精油，花朵則可萃取橙花精油以及橙花純露。

植物科別：芸香科
萃取部位：花朵
口感：水果、花香、甜味
氣味：細緻、甜、性感、水果香
主要化學成分*：單萜烯類、單萜醇類、酯類
使用禁忌：無
* 註：主要化學成分依據精油的氣相層析。

歷史與神話　　　　長久以來，橙花以其純露與精油的療效聞名於地中海地區。橙花純露具有鎮靜作用，能預防及緩解腸胃不適、神經衰弱、痛風、喉嚨痛與失眠。此植物被用來治療中毒性以及過敏性休克、心臟疾病與衰竭。橙花純露當然在烹調方面也十分著名，出現在中東的糕點、點心、利口酒、雞尾酒……之中。

純露治療實例	橙花純露是鎮定劑與抗焦慮劑，很適合拿來處理憂鬱症、失眠、壓力、情緒打擊等問題。它能夠安撫躁動的孩童、嬰兒與寵物。帶寵物去看獸醫之前，先將純露噴在牠身上能夠讓牠比較安靜。對難以入睡的孩童也非常適合。 　案例實證：「我五歲的兒子當時因為轉學的關係，正處於躁動時期。我將 1 茶匙橙花純露加在 1 杯溫熱水中，讓他在睡前飲用，便能立刻看到橙花純露的鎮靜效果。現在，他睡前都會自己說要喝 1 杯。」
能量及 心理情緒功效	橙花純露能支持我們與自己和解，並與他人磨合。它能淨化身心並且幫助解除痛苦和罣礙。如同橙花精油的效果，純露也能舒緩情緒打擊、憂鬱、擔憂，它所帶來的平靜幫助我們從絕境中解脫。 　它可以鼓舞正處於危機狀況中，既敏感又脆弱的人們。並淨化第二脈輪（生殖輪）與第五脈輪（喉輪）之間的通道，因此創造出空間，使得具創意且平和的溝通得以發生。
治療功效和 適用症狀	・ 抗焦慮、鎮靜：憂鬱、焦躁不安、驚嚇、壓力、神經質、失眠。 ・ 安撫、鎮靜：戒菸、戒酒、戒抗憂鬱藥物。 ・ 潤膚、柔膚，使肌膚細胞再生：敏感性肌膚、嬰兒肌膚、脆弱肌膚、溼疹、熟齡肌膚、黯沉肌膚。 ・ 安撫鎮定情緒：憤怒、易怒。
建議處方	・ 戒菸、酒、抗憂鬱藥物：40 天的療程，將 1 湯匙橙花純露加入 1 公升飲用水中，1 天內喝完。 ・ 噴灑在嬰兒細緻的皮膚上。 ・ 失眠：睡前喝 1 杯加了 1 茶匙純露的溫水或熱水。 ・ 憤怒、煩躁、挫折：與戒除癮頭相同的 40 天純露療程，同時持續吸嗅橙花精油。 ・ 分娩：預產期前一週，準媽媽可以每天以 1 到 2 湯匙橙花純露加在 1 公升的水中飲用。在分娩過程中可將純露噴灑在身上。 ・ 氣場噴霧：打開心胸，更容易接受他人。 ・ 考試：以 1 至 2 湯匙純露加入 1 公升的水中飲用。在考前與考試中作為氣場噴霧使用，並用橙花精油按摩手腕。
烹調建議	－ 加入蛋糕、點心、水果沙拉與可麗餅中，增添風味。 － 與水蜜桃、哈密瓜、杏桃及無花果完美結合。 － 賦予魚和海鮮醬汁特別的風味。 － 讓白乳酪、奶昔與優格的味道更細緻。

檀香

英文俗名
Sandalwood

拉丁學名
Santalum album

療癒特質：保持心胸開放

檀香屬的樹木生長於印度、尼泊爾、澳洲、新喀里多尼亞以及夏威夷。起源於印度的檀香為瀕臨絕種的樹木，目前由印度政府相當嚴格且妥善地管控著。在其發源地邁索爾（Mysore）已大量種植了許多檀香樹。這些嚴格且妥善管制的栽植區，其產品的生產過程皆尊重環保，不破壞生態。宏偉的檀香樹生長速度緩慢，因此需要控管才能保育這個品種。

植物科別：檀香科
萃取部位：木頭
口感：木香、甜、微苦
氣味：熱情、木香、煙燻
主要化學成分[*]：倍半萜醇類
使用禁忌：無

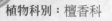

[*] 註：主要化學成分依據精油的氣相層析。

歷史與神話　　在印度已栽植四千多年，檀香木為獻給毗濕奴（Vishnu）的聖木。自古以來佛教和印度教的儀式皆會使用檀香，它有助於發現內在的真我，並安撫凡人的自我，將其轉化成靈性智慧。檀香的歷史與亞洲人文化、醫療以及宗教層面的生活密不可分。

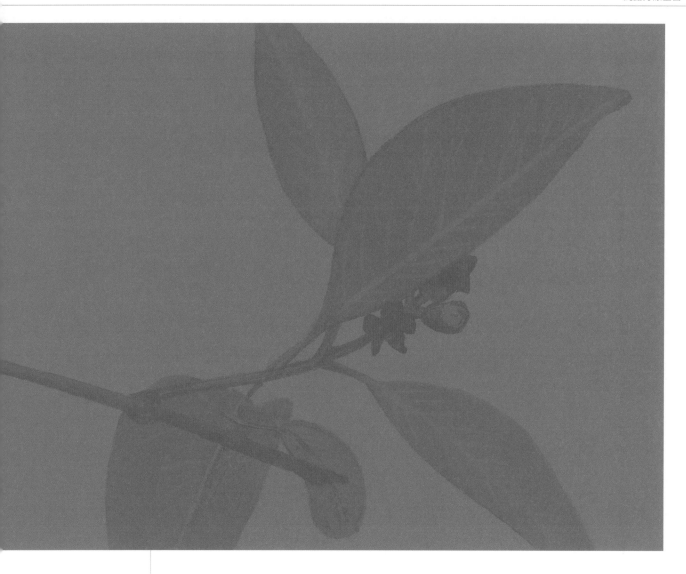

純露治療實例

　　檀香純露會平息怒火及壞脾氣。對於血液循環系統、心律不整、高血壓、痔瘡以及靜脈曲張都有重大療效。它同樣有助於對抗背痛，尤其是下背腰椎部位的疼痛，對頸椎疼痛也有效。當熱浪來襲，我們感覺雙腿腫脹和疼痛時，它是陪伴我們的絕佳良伴。夏日飲用添加檀香純露的水，可以幫助我們度過炎熱時節，無論是身體或心理都會因而輕鬆許多。檀香純露對於消腫及消炎非常有效，在對抗慢性尿道炎有許多成功案例。它同樣也是久治不癒、習慣性咳嗽的治療首選。

　　案例實證：「尿道感染或發炎的時候，使用這個純露進行坐浴可以舒緩灼熱感。」

　　來自一位自然療法醫護士：「我有一名 45 歲的女性病患，好幾個月以來飽受骨盆疼痛之苦，她去看了一位風溼病專家，確診為僵直性脊椎炎。一開始的幾個星期，她服用了消炎藥，但很快就導致胃部劇烈疼痛而且無法睡覺。我建議她服用檀香純露和永久花純露（每天共 2 湯匙加入水裡），搭配消炎的複方精油塗抹於患處。她的症狀得到明顯改善，也很快回復正常睡眠。患者因而可以減少消炎藥劑量直到完全停用，之後繼續服用所需的純露處方。」

檀香

英文俗名
Sandalwood

拉丁學名
Santalum album

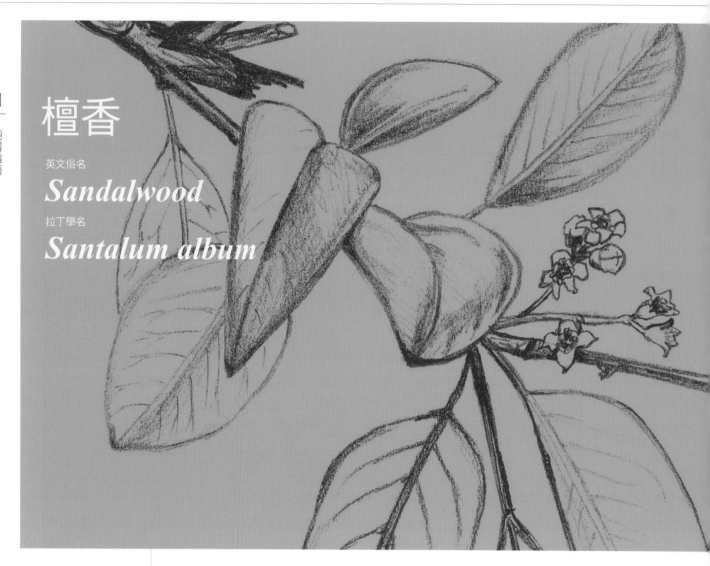

**能量及
心理情緒功效**

　　檀香樹在亞洲被視為神聖的植物，檀香純露則證實了它確實有靈性方面的功效。當成氣場噴霧使用，它可淨化靈體與能量經絡。阿育吠陀醫學認為檀香木具有悦性（Sattva）特質，也就是會帶來清明與安詳。使用此一美妙純露的療程會為人創造必要的空間，讓阻礙我們進化的舊模式及習性離去。它安撫人的小我，讓他能跟自己和平共處，就像跟其他人和平共處一樣。思緒想變得更加清明，人得以跳脱出來，心智終於可以放下身段並敞開大門。

**治療功效和
適用症狀**

- 滋補神經系統、鎮定：消除神經壓力以及心煩意亂，安撫神經性頭痛。
- 抗菌、增強免疫力：久治不癒的習慣性咳嗽首選良方。
- 滋補心臟：適用於大部分與心臟相關的問題，如靜脈曲張、痔瘡、高血壓、心律不整、冠狀動脈炎、橘皮組織。
- 幫助消化、消炎：調整味覺並有助於感受飽足感、改善暴食症及胃酸過多、舒緩胃潰瘍引起的疼痛。
- 消炎、止痛、利尿：生殖泌尿道器感染、前列腺炎、膀胱炎（亦有預防之效）、風溼痛、關節炎。
- 刺激性慾：性無能、性冷感。
- 收斂、消炎及安撫鎮靜皮膚：玫瑰痤瘡（酒糟肌膚）、蕁麻疹、皮膚炎、痤瘡（青春痘）。

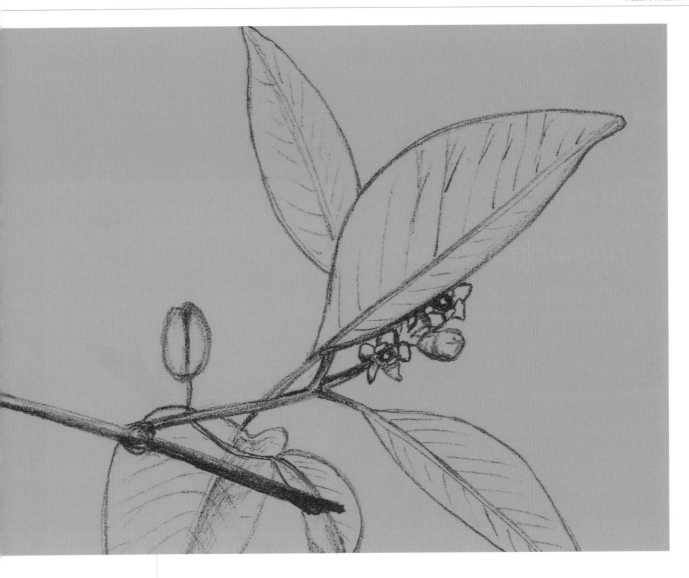

建議處方

- 在火元素（Pitta）時期，也就是熱浪來襲的時候，將檀香純露加入水裡服用（1 湯匙純露配合 1 公升水）。
- 靜坐之前，在室內噴灑檀香純露以淨化空氣。
- 對於暴食症、無法感受飽足感：餐前以 1 茶匙檀香純露加入 1 杯溫熱水中飲用。
- 米快煮好的時候*，在煮米水中加入 1 湯匙純露，可預防胃酸過多，並讓富異國風味的咖哩更添美味。
- 久治不癒的習慣性咳嗽：將 1 小塊薑（約半指寬）用 500ml 的水煮沸，冷卻後（室溫），取 300ml 薑湯加入 200ml 檀香純露以及 3 湯匙蜂蜜攪拌混合。每日 3 次，每次喝 1 小酒杯（約 15 至 20ml）。
- 胃潰瘍：以 1 茶匙檀香純露加在 1 杯溫熱水中飲用，可以舒緩疼痛。

烹調建議

特別適合加入夜間飲品，可讓人放鬆：

- 加入即將煮好的煮米水中，檀香純露會散發迷人的木頭香。
- 可使熱巧克力增添高雅細緻的口感。
- 餐前食用添加檀香純露與芫荽純露的清湯，可幫助消化油膩餐點並更容易有飽足感。

* 註：歐洲人煮米方法與煮麵相同

穗甘松

英文俗名
Spikenard
拉丁學名
Nardostachys jatamansi

療癒特質：永恆的氣味

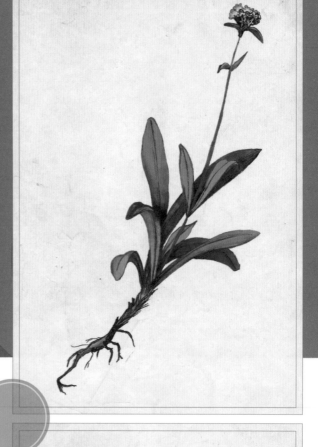

穗甘松是多年生草本，生長在喜瑪拉雅山陡峭的斜坡。根莖厚實，表面密布紅棕色纖維，香氣帶有木質調。根莖的粗細及數量隨著植物年齡而變化。穗甘松的根莖擁有濃郁香氣，採收時從土中拔起，空氣中立刻瀰漫甜美醉人的香氣。花呈白色、粉紅色或紫色，花期為七月到八月。

植物科別：敗醬科
萃取部位：根部
口感：帶苦、甜膩
氣味：木質、泥土的、麝香
主要化學成分*：倍半萜烯類、倍半萜醇類
使用禁忌：無
*註：主要化學成分依據精油的氣相層析。

歷史與神話　　　穗甘松是最古老的東方香水及草藥之一，也是阿育吠陀療法中重要的藥用植物，在古埃及、中東地區、古羅馬的許多古老文獻中，都提過這個植物，認為它擁有舉世無雙的療效及香氣。聖經裡也有提過：聖約翰福音書（12：3）：「抹大拉的馬利亞（Marie-Madeleine）用 1 斤*極貴重的純哪達香膏（穗甘松），來塗抹按摩耶穌的腳，然後用頭髮擦乾，整間屋子都充滿著穗甘松的香氣。」

*註：「1 斤」指的是法國古斤，約 490 克。

純露治療實例

穗甘松純露對於心血管方面的問題，如：痔瘡、靜脈曲張非常有效；對於減輕壓力、處理神經緊繃、焦慮、失眠問題，也同樣效果顯著。它可以幫助我們覺知、加強信心，維持心靈的清明狀態。

案例實證：「一位 45 歲在金融分析事務所的顧問，因為工作的緣故，經常需要全世界各地旅行。她旅行時，經常有偏頭痛、失眠、消化問題，而且愈來愈容易疲倦。我建議她隨身攜帶穗甘松精油及 30ml 的純露噴霧瓶，旅途中，隨時在手肘內側滴幾滴穗甘松精油，餐前餐後在口中噴灑純露。抵達目的地時，沐浴後全身噴灑純露，睡前閉上雙眼，嗅聞 2 分鐘的精油。

自此之後，她旅行時就比較寧靜安心，偏頭痛的問題不再出現。時差問題也不像以前那麼嚴重，很快能適應不同的睡眠時間。」

**能量及
心理情緒功效**

根據阿育吠陀療法，穗甘松是最適合用來平衡風元素 (Vata) 的植物之一。Vata 是阿育吠陀理論中，生命三要素（Dosha）之一，掌管心智的整體運作。它支配呼吸、讓風（中醫裡的氣）在身體中運行，不管是正面或負面的情緒，所有的情緒都透過 Vata 展現。當 Vata 處於平衡狀態時，生命能量正常循環流動，我們感到活力十足，充滿衝勁。如果 Vata 失衡，我們的免疫系統會減弱，所有大腦功能都會受影響，導致身體變得虛弱、生病。因此穗甘松純露特別適用於缺乏自信、焦躁、緊張、緊繃的狀態。

**治療功效和
適用症狀**

- 鎮靜、平靜、放鬆、滋補神經：壓力、焦慮、恐懼、憂鬱、神經緊張、躁動、無法專心、記憶力差、過動。
- 降血壓、擴張血管：痔瘡、靜脈曲張、玫瑰痤瘡（酒糟肌膚）、腿部腫脹、高血壓。
- 利尿、通經、抗痙攣、止痛：經期疼痛、月經失調、閉經、水腫。
- 助消化、驅脹氣：腹脹、吞氣症、消化不良。

建議處方

- 極度壓力和混亂時期：使用純露平衡風元素 (Vata)。每天 2 次，以 1 茶匙純露加在 1 杯溫熱水中飲用。
- 改善睡眠品質；睡前喝一杯溫熱開水，水中加入 1 茶匙穗甘松純露及 1 茶匙橙花純露或羅馬洋甘菊純露。
- 進行冥想或做瑜伽前：使用穗甘松純露噴灑前臂，並且將 1 茶匙穗甘松純露加入 1 杯溫熱開水中飲用，可平息妄念。
- 預防旅行中的不適：出發前將 1 茶匙純露加在 1 杯溫熱水中飲用。長途旅行時，隨身攜帶 1 瓶 30ml 的純露，不時噴灑嘴巴與前臂。
- 痔瘡及靜脈曲張等問題：以 2 湯匙純露加入 1 公升溫熱水中，1 天內飲用完畢（可以加入其他適當的純露）。噴灑患處或者溼敷純露紗布。
- 經期疼痛：將 1 茶匙純露加入 1 杯溫熱開水飲用，每天 3 次。
- 玫瑰痤瘡（酒糟肌膚）：使用穗甘松純露作為化妝水，在塗乳液前先噴灑，同時在面膜中加入穗甘松純露敷臉。
- 過動兒、易焦躁緊張的孩童們，在他們的考試期間，可以在開水中加入 1 至 2 茶匙的純露飲用，洗澡水中可加入 2 至 3 湯匙的純露，還可用這純露噴灑前手臂部位。

檸檬馬鞭草

英文俗名
Lemon Verbena

拉丁學名
Lippia citriodora

療癒特質：朝好的方向改變

芳香的野生矮灌木，可達 2 公尺高，原生於南美的安地斯山脈（祕魯、玻利維亞、智利以及阿根廷）海拔 2000 至 3000 公尺高之處。檸檬馬鞭草香氣十足的葉片，可用來為某些菜餚調味，及製作花草茶和利口酒。

植物科屬：馬鞭草科
萃取部位：葉片
口感：香甜、淡淡的檸檬味
氣味：檸檬、花香、水果
主要化學成分*：醛類
使用禁忌：孕婦不宜
* 註：主要化學成分依據精油的氣相層析。

歷史與神話　　檸檬馬鞭草與埃及伊西斯女神（Isis）和天狼星（Sirius）的神話有關。古羅馬人稱這種植物為「伊西斯植物」、「神聖的植物」、「天后希拉的眼淚」、「海格力士的植物」或是「信使之神漢密斯的血液」。檸檬馬鞭草細緻的莖幹與枝葉，以前用來製作宗教儀式的冠冕。Verbenaca 的拉丁文意指「神聖的枝幹」或是「仙女魔棒」。維納斯女神總是用香桃木與檸檬馬鞭草裝飾自己。古希臘人也賜予它許多名稱，並使用在宗教儀式與醫學上。高盧人的德魯伊教祭司，使用它來預言以及顯現敏銳的洞察力。

純露治療實例

　　檸檬馬鞭草精油具有強大消炎作用，純露也有同樣功效。在心理與情緒方面，有助於去除恐懼，使人有活力，同時又能深度放鬆與平衡極端的情緒，療癒作用十分強大。

　　案例實證：「青少年失戀以及年輕女孩經期疼痛痙攣時，我偏好使用這支純露。無論在生理或心理情緒上都可以看到它迅速的療效。檸檬馬鞭草純露還能處理因分離引發的焦慮、憂愁、絕望等情緒。有一位年輕的個案，一遇到壓力就會腹瀉，我也使用檸檬馬鞭草純露很快地止住了他的腹瀉。」

**能量及
心理情緒功效**

　　檸檬馬鞭草帶來如同清晨露珠般的能量。在一天的開始時，訴說著：「我們現在很放鬆，我們不知道未來會發生什麼事，但面對嶄新與未知的一切，我們毫不擔憂。」檸檬馬鞭草清涼但不會過於寒冷，安撫鎮靜，但不會使人昏沉，是對抗憂鬱症最強效的藥草之一。它迎向新事物，壯大心輪，帶來愉悅與樂觀。

**治療功效和
適用症狀**

- 強效消炎及解除痙攣：皮膚與黏膜發炎、口腔發炎、腸道發炎、經期痙攣、腹痛。
- 激勵肝臟、胰臟、腸道與甲狀腺功能：甲狀腺功能低下、肝與胰臟功能不全、消化不良。
- 滋補神經、鎮定及抗憂鬱：悶悶不樂、神經疲勞、憂鬱、恐懼、缺乏動機、失眠、厭倦、焦慮、缺乏信心、經前症候群。
- 根據拉丁美洲的薩滿巫術，它可讓分娩過程順利。
- 輕微的利尿功能：特別是在經期前體重增加時。

建議處方

- 悲觀、悶悶不樂、傷心或因季節改變引起的憂鬱：使用純露作為環境與氣場噴霧，每天將 1 湯匙純露加入 1 公升水中飲用，並加 2 湯匙純露在泡澡水中。
- 排毒淨化療程：與馬鞭草酮迷迭香、紫蘇及格陵蘭喇叭茶純露並用。
- 幫助分娩：從預產期前兩週開始，每天 3 次，每次將 1 茶匙純露加入 1 杯溫熱開水中飲用，可幫助分娩過程順利並減輕恐懼。。
- 幫助消化：在吃了油膩的一餐後，將 1 茶匙純露加入溫熱開水中飲用。
- 因心理情緒因素引起的皮膚感染發炎：噴灑在患處並每天將 1 湯匙純露加入 1 公升水中飲用。
- 與胡椒薄荷並用帶來好口氣。
- 當氣氛「不太好」時，這是絕佳的環境噴霧劑。

烹飪建議

- 帶給燉飯與蘑菇料理檸檬味及絕妙的口感。
- 噴灑在水果沙拉與雪酪冰淇淋上。
- 添加在有放鬆功效的花草茶中。
- 加在果汁、冰沙中，清涼解渴且十分美味，讓人心情愉悅。
- 噴灑在綠色蔬菜中。

貞節樹

英文俗名
Vitex

拉丁學名
Vitex agnus castus

療癒特質：接受與行動

貞節樹原生於地中海地區，又名牡荊或純潔的羔羊，是多年生灌木，擁有掌狀葉片，夏天開滿紫色的小花朵，所結果實可用來蒸餾。整株植物都非常芳香。

植物科屬：馬鞭草科
萃取部位：漿果
口感：苦味
氣味：木質、土壤
主要化學成分*：氧化物類、單萜烯類、倍半萜烯類
使用禁忌：與荷爾蒙相關之癌症患者與孩童不宜

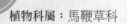
* 註：主要化學成分依據精油的氣相層析。

歷史與神話　　　貞節樹的德文意為「僧侶的胡椒」，以能夠降低男人性衝動著稱，這是為什麼在中世紀的修道院會種植這種野生的貞節樹，並且將它的漿果與食物混合食用。如同僧侶使用貞節樹控制肉體的慾望，希臘婦女不希望再增加家庭成員時，也會給她們的伴侶食用貞節樹漿果。今天，某些義大利的修道院在初學修士剛抵達時，仍然會將貞節樹的樹枝灑在地上。

純露治療實例

　　貞節樹具有類似黃體素的功效，對經期前症候群、前更年期或經血量過多有顯著的效果。

　　案例實證：「我母親在更年期一開始的時候受熱潮紅之苦。她首先試了鼠尾草、快樂鼠尾草及胡椒薄荷。但只有貞節樹純露能立刻紓解不適，而且症狀從此消失。」

能量及
心理情緒功效

　　貞節樹可以平息煩躁易怒的情緒，並幫助克服與變化有關的問題。能輕鬆面對必經的改變過程，且順利度過。也能安撫情緒並使其和諧，排除累積在肝、腎與泌尿生殖器的能量，因此帶來更多的輕盈感。它能引導第一脈輪的能量，順利流向第六脈輪。

治療功效和
適用症狀

- 類雌激素、平衡荷爾蒙、子宮與卵巢再生：更年期障礙、經前症候群、荷爾蒙引起的偏頭痛、經期疼痛、閉經、更年期障礙引起的體重增加、經血過量。
- 平衡神經與情緒，特別是因為荷爾蒙波動引起的不平衡：神經衰弱、易怒、敏感。
- 調整食欲：消化功能障礙，以及因月經問題引起的暴飲暴食。
- 淨化肌膚：經期前長青春痘。
- 子宮卵巢再生：卵巢囊腫、子宮肌瘤。

建議處方

- 經前症候群與生理痘：經期前一星期與月經期間，每天將 1 湯匙純露加在 1 公升水中飲用。
- 更年期問題：每天將 1 湯匙純露加在 1 公升水中飲用，並加 1 到 2 湯匙純露在泡澡水中，也可與其他適合純露並用。

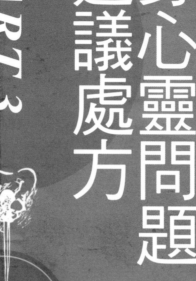

身心靈問題
建議處方

PART 3

suggestions
de
traitements

建議處方同時有預防與治療疾病的目的。純露可以單獨使用或納入其他各種不同療法之中。它可與其他芳香療法或植物療法處方完美並用。專心閱讀此書可引領您改變並創造出屬於自己的配方。遵守安全守則的同時，跟隨著自己的直覺走。閱讀此書無法取代一位有經驗的治療師或一門專業的課程。

以下給的這些治療建議，是許多不同領域治療師或是純露愛好著的經驗累積，他們的案例實證會出現在書中。然而，每一個個體都是獨一無二的，需要獨特與個人化的方法。在配製處方之前，請

參考每一種純露的個別介紹，以確定每一種植物的特性及潛在的禁忌。

請注意，如果症狀一直存在，諮詢一位謹慎的醫師或治療師的意見是很重要的。調配處方須注意：根據經驗顯示，如果調配出來的複方純露氣味怡人，使用起來很舒服，療程就會更有紀律地實行。首次調配處方時，準備少量即可，以便在有需要時做出修正。

———

劑量單位換算

1 茶匙 = 約為 5ml
1 湯匙 = 約為 15ml

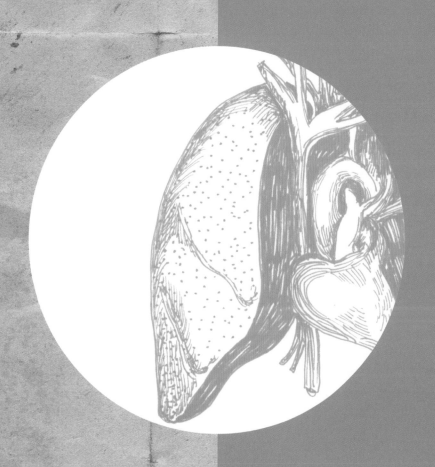

身心靈問題
建議處方
PART 3
suggestions
de
traitements

呼吸
系統

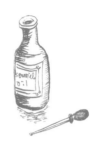

失聲、聲音沙啞

建議處方

使用如下複方噴灑咽喉部、或拿來每天漱口數次。

冬季香薄荷純露	30ml
錫蘭肉桂純露	30ml
佛手柑純露	40ml

過敏性氣喘

建議處方

氣喘發作時，以下列複方純露連續噴灑口腔數次。以 1 茶匙複方純露加在 1 杯溫熱水中飲用，每天 2 到 3 次。
下列複方也可以用來預防氣喘發生。建議須請醫生監控這個療程。

露兜純露	25ml
德國洋甘菊純露	50ml
紫蘇純露	25ml

支氣管炎與咳嗽

建議處方

依據病況，飯前以 1 茶匙複方純露加在 1 杯溫熱水中飲用；症狀消失後仍要持續 3 到 4 天的療程。使用 3 湯匙複方純露加入浴缸泡澡。

香桃木純露	50ml
藍膠尤加利純露	25ml
羅文莎葉（桉油樟）純露	50ml
絲柏純露	50ml
歐洲赤松純露	75ml
百里酚百里香純露	50ml

搭配以下精油處方外用：

依據病況，使用以下複方精油塗抹胸部、上背部與腳底，每天 4 次；症狀消失後持續按摩 3 到 4 天。

香桃木精油	1ml
絲柏精油	2ml
巴西胡椒精油	1ml
甜茴香精油	1ml
芳枸葉精油	2ml
沼澤茶樹精油	1ml

失聲、聲音沙啞 | 過敏性氣喘 | 支氣管炎與咳嗽
喉嚨感染、咽峽炎、喉炎 | 氣 | 花粉症
感冒、流行性感冒 | 鼻竇炎

喉嚨感染、咽峽炎、喉炎

建議處方

使用冬季香薄荷純露或百里酚百里香純露,噴灑
咽喉部。並搭配以下精油處方外用:

茶樹精油	1ml
芳枸葉精油	1ml
歐洲赤松精油	1ml
檀香精油	0.5ml

使用方式:

使用以上精油按摩腳底、頸部與胸腺部位,每天
2 次。

花粉症

建議處方

聖約翰草純露	100ml
德國洋甘菊純露	100ml

使用方式:

花粉季節開始前 2 ～ 3 週開始飲用,並持續整個
季節。每天以 1 湯匙複方純露加入 1.5 公升水中,
1 天內飲用完畢。也能加入香桃木純露、歐洲赤
松純露與羅勒純露緩解症狀。或以香桃木純露噴
灑發癢的眼睛。

氣 (Prana、Chi)

建議處方

以下複方有利於氣或生命能量的循環。

紫蘇純露	20ml
歐白芷根純露	20ml
德國洋甘菊純露	50ml
藍膠尤加利純露	30ml
永久花純露	20ml
露兜純露	50ml
聖約翰草純露	50ml
沉香醇百里香純露	50ml
佛手柑純露	110ml

使用方式:

1. 作為氣場噴霧。
2. 當飲料喝。1 茶匙複方純露加在 1 杯溫熱水
中飲用。
3. 泡澡。將 3 ～ 4 湯匙複方純露加入浴缸。
4. 呼吸道困難或充血時,溼敷在胸口上。

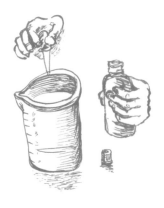

PART III 身心靈問題建議處方

感冒、流行性感冒

建議處方

1. 飲用配方

歐洲赤松純露	50ml
馬鞭草酮迷迭香純露	50ml
沉香醇百里香純露	50ml
香桃木純露	50ml

使用方式：
1 茶匙純露加在 1 杯溫熱水中飲用，依據病況每天飲用 3 到 5 次。

2. 鼻腔噴劑

歐洲赤松純露	25ml
香桃木純露	25ml
沉香醇百里香純露	50ml
茶樹純露	25ml

使用方式：
調合後依據病況每天使用數次。

3. 精油吸聞配方

在手帕上滴幾滴歐洲赤松、澳洲尤加利、胡椒薄荷油、白千層、綠花白千層或黑雲杉精油（可選擇 2 ～ 3 種上述精油混合）。

4. 精油外用處方

以數滴上述精油按摩胸部、額頭與鼻竇。或搭配其他流行性感冒及一般感冒的精油，例如：馬鞭草酮迷迭香、羅文莎葉、月桂、冬季香薄荷、肉桂、百里酚百里香、杜松、絲柏、藍膠尤加利。

鼻竇炎

建議處方

1. 鼻腔噴霧

香桃木純露	25ml
馬鞭草酮迷迭香純露	25ml
羅文莎葉（桉油樟）純露	50ml
歐洲赤松純露	50ml
永久花純露	25ml

使用方式：
每天噴灑鼻腔數次。

2. 口服

將 1 茶匙以上複方純露加在 1 杯溫熱水中飲用，每天 3 到 4 次；症狀消失後繼續飲用一週。若想要加強抗菌與暖身的效果，可以另外將 1 茶匙冬季香薄荷純露或肉桂純露或百里酚百里香純露，加入 1 杯溫熱水中飲用。

3. 薰蒸

以 1 湯匙鼻腔噴霧配方與 3 滴藍膠或澳洲尤加利精油加在 1 公升沸水中，進行薰蒸吸入法。

4. 外用

由鼻竇往鼻子方向塗抹馬鞭草酮迷迭香精油、羅馬洋甘菊精油或永久花精油；依據病況持續治療。

為了在流感期間保護免疫系統，也可以使用羅文莎葉、歐洲赤松、沉香醇百里香、天竺葵、乳香等純露進行純露療程，或者持續將這些純露作為藥草茶飲用。也就是以 1 茶匙複方純露加在 1 杯溫熱水中飲用。

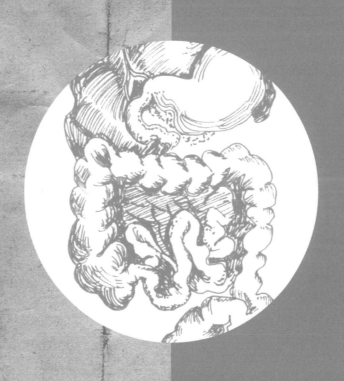

系統

消化與代謝

身心靈問題
建議處方
PART 3
suggestions
de
traitements

胃酸過多	食欲不振	食欲太好	吞氣症	膽固醇過高	嗜吃甜食	腸道念珠菌	膽絞痛、腎絞痛、腸絞痛
便祕	結腸炎	肝硬化	糖尿病	克隆氏症——慢性腸道發炎		肝臟充血	消化不良	感染性腹瀉（腸胃炎）
打嗝	甲狀腺機能亢進	膽汁與胰腺分泌不足		甲狀腺機能低下	肥胖症	嘔吐	消化道痙攣

胃酸過多

建議處方

芫荽純露	50ml
羅馬洋甘菊純露	25ml
胡椒薄荷純露	50ml
羅勒純露	25ml
歐白芷根純露	25ml

使用方式：

將 1 茶匙複方純露加在 1 杯溫熱水中，每天飲用 2 到 5 次。

同時要減少攝取酸性食物，像是糖、酒精、咖啡等。如果還是有胃酸過多的情況，進行肝臟與胰臟的排毒也能有很好的效果（請參閱治療附錄裡對應的純露）。

遇單一且規律的症狀時，可選擇 1 ～ 3 種上述純露，混合後熱敷腹部，並以 1 茶匙純露加在 1 杯溫熱水中飲用。

食欲不振

根據阿育吠陀與中醫的說法，在沒有胃口或不餓的時候進食是有毒的。這跟消化之火微弱時不適合用餐是同樣意思。以下的療程也適用於因化療而失去胃口的病人。

建議處方

佛手柑純露	50ml
錫蘭肉桂純露	50ml

使用方式：

1 湯匙複方純露加入 1.5 公升水中，1 天內飲用完畢。或是以 1 茶匙複方純露加在 1 杯溫熱水中，於餐前飲用。

食欲太好

建議處方

白玉蘭純露	50ml
檀香純露	50ml
大馬士革玫瑰純露	50ml
芫荽純露	50ml

使用方式：

1 湯匙複方純露加入 1.5 公升水中，1 天內飲用完畢，持續 21 天。之後停止 9 天。有需要的話可以再重新開始療程。

如果食欲過度與荷爾蒙問題相關

鼠尾草純露	50ml
快樂鼠尾草純露	50ml
天竺葵純露	50ml
檸檬馬鞭草純露	50ml

使用方式：

1 湯匙複方純露加入 1.5 公升水中，1 天內飲用完畢，持續 21 天。之後停止 9 天。有需要的話可以再重新開始療程。

胃酸過多	食欲不振	食欲太好	吞氣症	膽固醇過高	嗜吃甜食	腸道念珠菌	膽絞痛、腎絞痛、腸絞痛
便祕	結腸炎	肝硬化	糖尿病	克隆氏症——慢性腸道發炎		肝臟充血	消化不良	感染性腹瀉（腸胃炎）
打嗝	甲狀腺機能亢進	膽汁與胰腺分泌不足		甲狀腺機能低下	肥胖症	嘔吐	消化道痙攣

吞氣症

建議處方

羅勒純露
錫蘭肉桂純露

使用方式：

以這 2 種純露各 1 茶匙加入 1 杯溫熱水中，於餐前或需要時飲用，可幫助抗痙攣與助消化。

其他推薦純露，請參閱治療附錄章節的「助消化」部分。

膽固醇過高

建議處方

胡蘿蔔籽純露	100ml
天竺葵純露	200ml
永久花純露	100ml
紫蘇純露	100ml
格陵蘭喇叭茶純露	100ml
佛手柑純露	200ml

使用方式：

將 2 湯匙複方純露加入 1 公升水中，於 1 天內飲用完畢，並持續 40 天，非常有效而且很快就可以看到效果。之後有需要的話可以再重新開始療程。

嗜吃甜食

建議處方

使用黃玉蘭、芫荽、露兜、天竺葵、玫瑰草或玫瑰純露，可以降低火元素（Pitta）以及對糖的需求。以 1 湯匙純露加入 1 公升水中，1 天內飲用完畢。也可以把純露當藥草茶飲用，像是 1 茶匙純露加在 1 杯溫熱水中飲用。

腸道念珠菌

建議處方

茶樹純露	50ml
天竺葵純露	50ml
玫瑰草純露	50ml
芫荽純露	50ml
檀香純露	50ml
錫蘭肉桂純露	50ml

使用方式：

以 1 茶匙複方純露加在 1 杯溫熱水中，於餐前飲用，每天 3 次，持續 40 天。

連續 3 天，將 3 湯匙複方純露加入 1 公升的水中作為灌腸液，或是 3 ～ 4 湯匙複方純露加入結腸灌洗液中。

胃酸過多	食欲不振	食欲太好	吞氣症	膽固醇過高	嗜吃甜食	腸道念珠菌	膽絞痛、腎絞痛、腸絞痛
便祕	結腸炎	肝硬化	糖尿病	克隆氏症──慢性腸道發炎	肝臟充血	消化不良	感染性腹瀉（腸胃炎）
打嗝	甲狀腺機能亢進	膽汁與胰腺分泌不足		甲狀腺機能低下	肥胖症	嘔吐	消化道痙攣

膽絞痛、腎絞痛、腸絞痛

建議處方

　　羅勒純露

　　格陵蘭喇叭茶純露

　　紫蘇純露

　　佛手柑純露

　　馬鬱蘭純露

　　真正薰衣草純露

　　檸檬馬鞭草純露

使用方式：

選擇 1 ～ 3 種上述純露，每種純露各加 1 茶匙到 1 杯溫熱水裡飲用，視病情變化需要，最多可每半小時喝 1 杯。並使用同樣的純露熱敷疼痛的部位。

局部塗抹精油在疼痛部位，像是格陵蘭喇叭茶、檸檬葉、紫蘇、阿密茴。視病情變化需要，最多可每半小時塗抹一次。

便祕

建議處方

1. 純露口服配方

佛手柑純露	50ml
西洋蓍草純露	25ml
羅勒純露	25ml

使用方式：

將 1 茶匙以上複方純露、3 湯匙蘋果汁、少許蜂蜜以及 1 滴紅橘精油加在 1 杯溫熱開水中，每天三餐前飲用，持續 21 天，或是症狀發生時按時服用。另外可將 2 ～ 3 湯匙複方純露作為敷料熱敷腹部。

2. 精油外用處方

薑精油	5 滴
檀香精油	5 滴

使用方式：

取適當劑量按摩腹部。

結腸炎

建議處方

　　西洋蓍草純露

　　羅勒純露

　　羅馬洋甘菊純露

　　錫蘭肉桂純露

　　紫蘇純露

　　佛手柑純露

　　馬鬱蘭純露

　　馬鞭草酮迷迭香純露

　　檀香純露

使用方式：

選擇 1 ～ 3 種上述純露，每種純露各加 1 茶匙到 1 杯溫熱水裡飲用，視病情變化需要，最多可每半小時喝 1 杯。並使用同樣的純露熱敷疼痛的部位。

局部塗抹精油在疼痛的部位，像是馬鬱蘭、檀香、真正薰衣草、甜茴香。隨病情變化需要，最多可每半小時塗抹一次。

胃酸過多	食欲不振	食欲太好	吞氣症	膽固醇過高	嗜吃甜食	腸道念珠菌	膽絞痛、腎絞痛、腸絞痛
便祕	結腸炎	肝硬化	糖尿病	克隆氏症——慢性腸道發炎		肝臟充血	消化不良	感染性腹瀉（腸胃炎）
打嗝	甲狀腺機能亢進	膽汁與胰腺分泌不足	甲狀腺機能低下	肥胖症	嘔吐	消化道痙攣	

肝硬化（輔助治療）

建議處方

肝再生配方。

格陵蘭喇叭茶純露	50 ml
紫蘇純露	50 ml
胡蘿蔔籽純露	25 ml
永久花純露	25 ml
胡椒薄荷純露	100 ml
大馬士革玫瑰純露	100 ml

使用方式：

1 湯匙複方純露加入 1.5 公升水中，1 天內飲用完畢，視病情變化需要，可持續飲用數月。

糖尿病（輔助治療）

建議處方

歐白芷根純露	50ml
紫蘇純露	50ml
天竺葵純露	100ml
檸檬馬鞭草純露	100ml
永久花純露	25ml
歐洲赤松純露	25ml

使用方式：

1 茶匙複方純露加在 1 杯溫熱水中，在三餐飯前飲用，持續 2 ～ 3 個月，暫停 1 個月後再重新開始。

克隆氏症——慢性腸道發炎

建議處方

1. 純露口服配方

檸檬馬鞭草純露	100ml
岩玫瑰純露	50ml
紫蘇純露	50ml
羅馬洋甘菊純露	100ml
乳香純露	50ml
橙花純露	50ml

使用方式：

1 茶匙複方純露加在 1 杯溫熱水中，三餐飯前飲用。

2. 精油外用處方

檸檬馬鞭草精油	0.5ml
橙花精油	0.5ml
岩玫瑰精油	3ml
羅馬洋甘菊精油	1ml
瓊崖海棠油	15ml

使用方式：

根據病情變化，塗抹於下腹部與下背部，每天 2 次。

肝臟充血（肝瘀）

建議處方

永久花純露	100ml
格陵蘭喇叭茶純露	50ml
馬鞭草酮迷迭香純露	50ml
胡椒薄荷純露	100ml

使用方式：

將 1 湯匙複方純露加入 1.5 公升水中，1 天內飲用完畢，持續 21 天；如果仍需要持續治療，可先暫停 9 天再開始另一次療程。

肝臟出血生病後恢復期調理、治療上癮症（酒精、菸草、巧克力等），或是牛皮癬、溼疹，都適合進行此療程。

消化不良

建議處方

請查閱附錄純露配方索引中「助消化」部分，選擇 1 ～ 3 種純露。以 1 茶匙單方或複方純露加在 1 杯溫熱水中飲用，每 30 分鐘喝 1 杯直到症狀消失為止。並使用相同的純露熱敷腹部。

感染性腹瀉（腸胃炎）

建議處方

錫蘭肉桂純露	50ml
冬季香薄荷純露	25ml
馬鬱蘭純露	25ml
茶樹純露	25ml
天竺葵純露	50ml

使用方式：

1 茶匙複方純露加在 1 杯溫熱水中飲用，每小時 1 次，症狀解除後需再持續飲用 3 到 4 天。並以茶樹精油與馬鬱蘭精油按摩腹部。

打嗝

建議處方

將 1 茶匙羅勒純露加在 1 杯水中，一口氣喝完。如果症狀沒有消失的話，5 分鐘後再喝 1 杯。

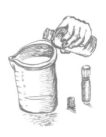

胃酸過多	食欲不振	食欲太好	吞氣症	膽固醇過高	嗜吃甜食	腸道念珠菌	膽絞痛、腎絞痛、腸絞痛
便祕	結腸炎	肝硬化	糖尿病	克隆氏症——慢性腸道發炎		肝臟充血	消化不良	感染性腹瀉（腸胃炎）
打嗝	甲狀腺機能亢進	膽汁與胰腺分泌不足	甲狀腺機能低下	肥胖症	嘔吐	消化道痙攣

甲狀腺機能亢進（輔助治療）

建議處方

1. 純露口服配方

馬鬱蘭純露	100ml
岩蘭草純露	100ml

使用方式：

在 1 杯水中加入 1 茶匙複方純露飲用，每天 3 次，持續 21 天，休息 7 天後再開始。

2. 精油外用處方

香桃木精油	1 滴
欖香脂精油	1 滴

使用方式：

塗抹喉嚨及鎖骨上方，每日 3 次，持續 21 天，休息 7 天後再重新開始。

膽汁與胰腺分泌不足

建議處方

歐白芷根純露	20ml
甜羅勒（沉香醇羅勒）純露	60ml
錫蘭肉桂純露	40ml
天竺葵純露	60ml
露兜純露	20ml
格陵蘭喇叭茶純露	20ml
快樂鼠尾草純露	60ml
檸檬馬鞭草純露	120ml

使用方式：

將 1 湯匙複方純露加入 1.5 公升水中，1 天內飲用完畢，持續 40 天；若有需要的話，休息 10 天後再重新開始。

甲狀腺機能低下（輔助治療）

建議處方

1. 純露口服配方

錫蘭肉桂純露	100ml
香桃木純露	100ml

使用方式：

1 茶匙複方純露加在 1 杯水中飲用，每天 3 次，持續 21 天，休息 7 天後再開始。

2. 精油外用處方

香桃木精油	1 滴
大高良薑精油	1 滴

使用方式：

塗抹喉嚨及鎖骨上方，每日 3 次，持續 21 天，休息 7 天後再重新開始。

胃酸過多	食欲不振	食欲太好	吞氣症	膽固醇過高	嗜吃甜食	腸道念珠菌	膽絞痛、腎絞痛、腸絞痛
便祕	結腸炎	肝硬化	糖尿病	克隆氏症——慢性腸道發炎		肝臟充血	消化不良	感染性腹瀉（腸胃炎）
打嗝	甲狀腺機能亢進	膽汁與胰腺分泌不足		甲狀腺機能低下	肥胖症	嘔吐	消化道痙攣

肥胖症

要推薦一份通用的減肥配方是很困難的。日常的保養才是重點，只靠著喝一兩種純露，是沒有辦法讓人擁有夢想中的身材曲線。但是飲用純露可以促進代謝，達到淨化、利尿與排毒效果，配合減少攝取糖、麩質或乳糖，最終能達到令人感覺良好的狀態。

建議處方

幫助促進代謝與調整飲食習慣的適用純露。

- **白玉蘭純露**：嗜吃甜食、暴食症。
- **檀香純露**：無法感到飽足、過度嗜吃甜食。
- **杜松純露**：水分滯留、Kapha 過多、尿酸、情感冷漠。
- **茉莉純露**：代謝不佳與消化不良。
- **冬季香薄荷純露**：代謝遲緩、Kapha 過多、消化之火（agni）不足。
- **錫蘭肉桂純露**：性格內向、代謝遲緩、Kapha 過多。
- **馬鞭草酮迷迭香純露**：類黃體酮、肝功能不佳、循環代謝差、胰臟功能不足。
- **歐洲赤松純露**：淋巴與循環瘀滯、代謝遲緩、Kapha 過多。
- **鼠尾草純露**：食欲過度旺盛、火元素（Pitta）過多與更年期雌激素的缺乏。
- **永久花純露**：吃飯很快的人是因為有舊傷口沒有「癒合」。
- **格陵蘭喇叭茶純露**：肝臟、胰臟與腎臟充血。
- **絲柏純露**：靜脈與淋巴瘀滯、水分滯留。

使用方式：

選擇以上 3～5 種純露，以 1～2 湯匙複方純露加入 1 公升水中，1 天內飲用完畢，持續 40 天；如果需要的話，可以再重新開始療程。

嘔吐

建議處方

錫蘭肉桂純露

使用方式：

將 1 茶匙肉桂純露加在 1 杯溫熱水中，每小時飲用 1 杯，直到症狀消失為止。

如果沒有辦法飲用這麼大量的水，可以改成每 15 分鐘服用半茶匙純露。

因為暈車所引起的嘔吐，建議使用胡椒薄荷純露。孕吐則是使用羅勒純露或馬鬱蘭純露。

消化道痙攣

建議處方

馬鬱蘭純露
羅勒純露
羅馬洋甘菊純露

使用方式：

以這 3 種純露各 1 茶匙加在 1 杯溫熱水中飲用；如果有需要可以持續飲用。同時使用純露熱敷腹部（將毛巾在熱水裡浸溼並加入 1～4 湯匙純露）。或是將每種純露各 1 湯匙加入浴缸裡泡熱水澡。

系統 心血管

PART 3
suggestions
de
traitements

身心靈問題
建議處方

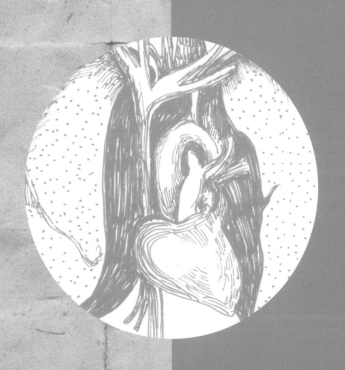

心律不整	瘀青	痔瘡	橘皮組織	高血壓
靜脈曲張	雷諾氏症	水分滯留、淋巴水腫		

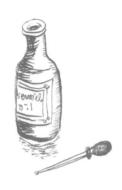

心律不整

仔細閱讀下列植物的心理、情緒面向與能量之後，從中選擇適合的純露作為個人化的療程使用。

建議處方

　檀香純露
　橙花純露
　露兜純露
　真正薰衣草純露
　馬鬱蘭純露
　穗甘松純露
　檸檬馬鞭草純露
　依蘭純露

使用方式：

將1湯匙單方或複方純露加入1到1.5公升水中，1天內飲用完畢；或以1茶匙純露加在1杯溫熱水中，於三餐飯後飲用。同時可使用馬鬱蘭、真正薰衣草、穗甘松、橙花、苦橙葉以及依蘭等精油，塗抹在手腕、手肘內側與太陽神經叢。

瘀青

建議處方

1. 純露口服配方

　永久花純露

使用方式：

1茶匙純露加在1杯溫熱水中飲用，每天3到6杯，直到瘀青消失為止。

2. 精油外用處方

永久花精油	2滴
瓊崖海棠油	4滴

使用方式：

以這個複方精油按摩瘀血部位，每天3到4次。

痔瘡

建議處方

西洋蓍草純露	25ml
穗甘松純露	25ml
絲柏純露	25ml
德國洋甘菊純露	25ml
岩玫瑰純露	25ml
天竺葵純露	75ml

使用方式：

1湯匙複方純露加入1.5公升水，1天內飲用完畢，直到症狀消失為止。同時使用複方純露噴灑患處，每天數次。遇到流血時，可調高岩玫瑰純露的比例。

心律不整	瘀青	痔瘡	**橘皮組織**	高血壓
靜脈曲張	雷諾氏症	水分滯留・淋巴水腫		

橘皮組織

建議處方

1. 純露口服配方

絲柏純露	50ml
永久花純露	50ml
杜松純露	50ml
馬鞭草酮迷迭香純露	50ml
檀香純露	50ml
佛手柑純露	150ml

使用方式：

2 湯匙複方純露加入 1.5 公升水中，1 天內飲用完畢，持續 40 天；若有需要可在休息一週後重新開始療程。

2. 純露外用處方

在塗抹抗橘皮組織按摩油或天然乳霜前，先噴灑以上複方純露在患部。並在泡澡水裡加入 2 湯匙複方純露。

3. 抗橘皮組織按摩油

絲柏精油	1ml
檸檬精油	1ml
大西洋雪松精油	0.5ml
西洋蓍草精油	0.5ml
海茴香精油	0.5ml
杜松精油	0.5ml
黑雲杉精油	2ml
檸檬香茅精油	2ml
榛果油	92ml

使用方式：

按摩患部，早晚各塗抹一次。

高血壓

建議處方

仔細閱讀下列植物的心理、情緒面向與能量之後，從中選擇適合的純露作為個人化的療程使用。

檀香純露
白玉蘭純露
天竺葵純露
露兜純露
真正薰衣草純露
馬鬱蘭純露
穗甘松純露
大馬士革玫瑰純露
檸檬馬鞭草純露
依蘭純露

使用方式：

每天服用 2 湯匙從上列清單選出的複方或單方純露。持續 40 天，若有需要可休息 1 週後重新開始療程。

將羅馬洋甘菊與橙花純露加在花草茶中，睡前飲用，能幫助提高睡眠品質。

使用馬鬱蘭、真正薰衣草、穗甘松、依蘭等等精油，塗抹在手腕、手肘內側與太陽神經叢腹部上。

心律不整　瘀青　痔瘡　橘皮組織　高血壓
靜脈曲張　雷諾氏症　水分滯留、淋巴水腫

PART III 身心靈問題建議處方

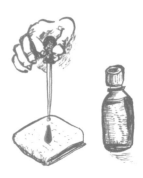

靜脈曲張

仔細閱讀本書中，下列植物在情緒、心理方面療效，並從中選擇 3～5 種純露作為個人化的療程使用。

建議處方

1. 純露口服配方

西洋蓍草純露
檀香純露
德國洋甘菊純露
大西洋雪松純露
絲柏純露
乳香純露
天竺葵純露
露兜純露
馬鬱蘭純露
穗甘松純露
香桃木純露
歐洲赤松純露
大馬士革玫瑰純露
岩蘭草純露

使用方式：
以 1 湯匙複方純露加入 1.5 公升溫熱水中，1 天內飲用完畢，持續數月。同時每天以複方純露浸溼脫脂棉，敷貼在靜脈曲張處 10 到 15 分鐘。

2. 精油外用處方

熏陸香精油	3 滴
絲柏精油	10 滴
永久花精油	3 滴
胡椒薄荷精油	5 滴
穗甘松精油	5 滴
瓊崖海棠油	10 ml

使用方式：
調製以上複方按摩油並塗抹患處，每天 2 次直到症狀消失為止。

雷諾氏症

建議處方

錫蘭肉桂純露
絲柏純露
岩蘭草純露

使用方式：
以這 3 種純露各 1 茶匙加入 1 公升水中，1 天內飲用完畢，持續 40 天。休息 7 天後可以再重新開始。可在熱水裡加入 1 茶匙純露，浸泡雙手。

水分滯留、淋巴水腫

建議處方

絲柏純露
杜松純露
永久花純露

使用方式：
以 1 湯匙複方純露加入 1.5 公升水中，1 天內飲用完畢。

口腔護理

身心靈問題
建議處方
PART 3
suggestions
de
traitements

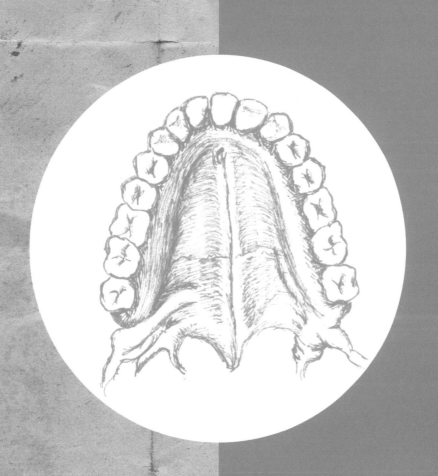

牙齒疼痛與膿腫　疱疹與脣疱疹　拔牙　牙齦炎　口腔保健

牙齒疼痛與膿腫

建議處方

錫蘭肉桂純露	50ml
冬季香薄荷純露	50ml
月桂純露	50ml
胡椒薄荷純露	50ml

以純露噴灑在口腔與膿腫的部位，每天數次。
再配合精油處方外用：

丁香精油	1 滴
月桂精油	1 滴
胡椒薄荷精油	1 滴
玫瑰籽油	3 滴

視症狀演變而定，塗抹膿腫的部位，每天 3 到 5 次。

疱疹與脣疱疹

建議處方

胡椒薄荷純露
大馬士革玫瑰純露

使用方式：
將這 2 種純露各 1 湯匙加入 1 公升水中，1 天內飲用完畢。使用上述複方或單方純露噴灑患處，每天數次。
進行 40 天的純露療程，可以減低火元素（Pitta）過多的症狀（易怒、煩躁、胃酸過多、多汗、肌膚泛紅）。也可以在患處塗抹茶樹或胡椒薄荷精油。

拔牙

建議處方

以永久花與西洋蓍草純露漱口。流血時可使用岩玫瑰純露噴灑口腔。天竺葵純露也同樣適用。

牙齦炎

建議處方

使用月桂、胡椒薄荷、肉桂與西洋蓍草純露漱口並噴灑牙齦。

口腔保健

建議處方

1. 刷牙後以等比例的月桂與茶樹純露漱口。
2. 長口瘡時，使用月桂純露與羅文莎葉純露噴灑患處。
3. 口臭可以使用玫瑰純露、芫荽純露與胡椒薄荷純露漱口。
4. 牙齦流血時，可以使用岩玫瑰純露噴灑牙齦或漱口。

婦科與女性機能

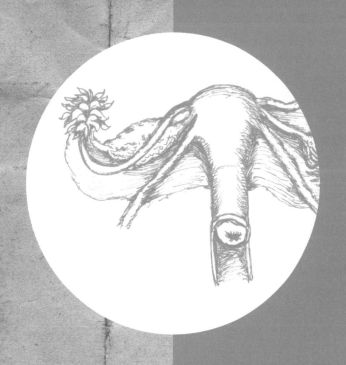

分娩（助產）	閉經	性慾低落	熱潮紅	早發性子宮收縮	陰道念珠菌感染	陰道搔癢	哺乳期乳頭皸裂
月經失調．經期疼痛	子宮肌瘤	生殖器疱疹	子宮內膜異位	生殖泌尿道發炎與感染	月經量多	孕吐、噁心	
更年期	經前症候群	陰道炎、外陰炎					

分娩（助產）

建議處方

下列為刺激子宮收縮以利生產的處方。

1. 純露口服配方

以 1 湯匙中國肉桂或錫蘭肉桂純露加入 1 公升水中，產前一週開始每天飲用，產期延後的話可持續飲用。

2. 精油外用處方

玫瑰草精油	30 滴
桔葉精油	20 滴
丁香花苞精油	10 滴
榛果油	加到總量為 30ml

使用方式：

使用上述複方按摩油按摩腹部與下背部，每天 2 ～ 3 次。從預產期前 4 天開始，如果產期延後還是持續每天按摩。分娩時，每 30 分鐘塗抹一次。

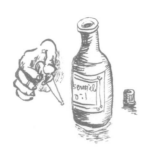

閉經

建議處方

1. 純露口服配方

鼠尾草純露	50ml
快樂鼠尾草純露	70ml
天竺葵純露	50ml
西洋蓍草純露	30ml

使用方式：

在 1 杯溫熱開水中加入 1 茶匙複方純露飲用，每天三餐飯前飲用，依據症狀變化調整用量。遇到痙攣現象時，以純露熱敷腹部。並將 1 ～ 3 湯匙複方純露加入浴缸中泡澡。

2. 精油外用處方

快樂鼠尾草精油	0.5ml
岩蘭草精油	0.1ml
西洋蓍草精油	0.1ml
甜茴香精油	0.25ml
天竺葵精油	0.5ml
榛果油	15ml
琉璃苣油	加到總量為 30 ml

使用方式：

每天以複方按摩油按摩腹部與下背部。

分娩（助產）	閉經	性慾低落	熱潮紅	早發性子宮收縮	陰道念珠菌感染	陰道搔癢	哺乳期乳頭皸裂
月經失調，經期疼痛	子宮肌瘤	生殖器疱疹	子宮內膜異位	生殖泌尿道發炎與感染	月經量多	孕吐、噁心
更年期	經前症候群	陰道炎、外陰炎

性慾低落

建議處方

檀香純露
錫蘭肉桂純露
白玉蘭純露
依蘭純露

使用方式：
以上述單方或複方純露加水稀釋，噴灑全身、氣場與空間，也可以加入飲水中作為刺激性慾與提高愉悅感受的飲料。

早發性子宮收縮

建議處方

將 3 湯匙露兜純露加入 1 公升水中，1 天內飲用完畢。以該純露浸溼敷料，敷貼腹部。同時以具有放鬆效果的按摩油按摩下背部與腹部，例如：

真正薰衣草精油	2ml
苦橙葉精油	3ml
橙花精油	0.2ml
榛果油	加到油總量為100ml

熱潮紅

建議處方

鼠尾草純露	50ml
胡椒薄荷純露	50ml
大馬士革玫瑰純露	100ml
貞節樹純露	50ml

使用方式：
1 到 2 湯匙複方純露加入 1 到 1.5 公升的飲水中，1 天內飲用完畢。同時使用玫瑰純露規律地噴灑臉部與身體。

陰道念珠菌感染

建議處方

茶樹純露	50ml
天竺葵純露	100ml
沉香醇百里香純露	100ml
岩蘭草純露	50ml
佛手柑純露	100ml

使用方式：

1. 以複方純露與水等比例稀釋後沖洗患部。
2. 規律地使用複方純露噴灑私密處。
3. 以 1 到 2 湯匙複方純露加入 1 公升水中，1 天內飲用完畢，持續 40 天。

分娩（助產）	閉經	性慾低落	熱潮紅	早發性子宮收縮	陰道念珠菌感染	陰道搔癢	哺乳期乳頭皸裂
月經失調‧經期疼痛	子宮肌瘤	生殖器疱疹	子宮內膜異位	生殖泌尿道發炎與感染	月經量多	孕吐、噁心
更年期	經前症候群	陰道炎、外陰炎				

陰道搔癢

建議處方

選擇以下純露做陰道鹽洗：

　　大馬士革玫瑰純露
　　茶樹純露
　　天竺葵純露
　　玫瑰草純露

哺乳期乳頭皸裂

建議處方

　　真正薰衣草純露
　　大馬士革玫瑰純露

使用方式：
視情況以純露直接噴灑乳頭，每天數次；這個治療方式很適合哺乳的母親們。

月經失調，經期疼痛

建議處方

1. 純露口服配方

西洋蓍草純露	50ml
羅勒純露	100ml
馬鬱蘭純露	50ml
檸檬馬鞭草純露	100ml
快樂鼠尾草純露	100ml

使用方式：
以 1 茶匙複方純露加在溫熱水中，早晚各飲用 1 杯。
經期前 10 天開始飲用到生理期第 3 天為止。次

月再進行 1 次，至少持續三個週期直到症狀消失為止。疼痛痙攣時，以純露熱敷腹部有緩解效果。

2. 精油外用處方

西洋蓍草精油	1ml
德國洋甘菊精油	1ml
快樂鼠尾草精油	2ml
榛果油	26ml

使用方式：
疼痛與痙攣時按摩腹部與下背部。

分娩（助產）	閉經	性慾低落	熱潮紅	早發性子宮收縮	陰道念珠菌感染	陰道搔癢	哺乳期乳頭皸裂
月經失調 · 經期疼痛		子宮肌瘤	生殖器疱疹	子宮內膜異位	生殖泌尿道發炎與感染	月經量多	孕吐、噁心
更年期	經前症候群	陰道炎、外陰炎					

子宮肌瘤（輔助治療）

建議處方

岩玫瑰純露	50ml
絲柏純露	50ml
西洋蓍草純露	50ml
紫蘇純露	50ml
歐白芷根純露	50ml
天竺葵純露	100ml
依蘭純露	100ml

使用方式：

將 1 到 2 湯匙複方純露加入 1 公升的溫熱水中，1 天內飲用完畢，連續進行 4 個月。並持續規律地將 1～3 湯匙複方純露加在浴盆中進行坐浴。生理期大量出血的話，可提高岩玫瑰純露的劑量。

生殖器疱疹

建議處方

胡椒薄荷純露	100ml
大馬士革玫瑰純露	100ml

使用方式：

以上述純露噴灑患處，每天數次。上述純露各 1 湯匙加入 1 公升水中，1 天內飲用完畢，持續 15 天。

子宮內膜異位（輔助治療）

建議處方

岩玫瑰純露	200ml
西洋蓍草純露	100ml
歐白芷根純露	100ml
天竺葵純露	200ml

使用方式：

將 1～2 湯匙複方純露加入 1 公升的溫熱水中，1 天內飲用完畢，至少進行 6 個生理週期的純露療程。並持續規律地將 1～3 湯匙複方純露加在浴盆中進行坐浴。

分娩（助產）	閉經	性慾低落	熱潮紅	早發性子宮收縮	陰道念珠菌感染	陰道搔癢	哺乳期乳頭皸裂
月經失調・經期疼痛	子宮肌瘤	生殖器疱疹	子宮內膜異位	生殖泌尿道發炎與感染	月經量多	孕吐、噁心
更年期	經前症候群	陰道炎、外陰炎		

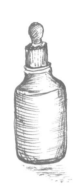

生殖泌尿道發炎與感染

建議處方

錫蘭肉桂純露	75ml
檀香純露	75ml
沉香醇百里香純露	75ml

使用方式：
6 湯匙複方純露加入 2 公升水中，1 天內飲用完畢，持續 21 天。

月經量多

建議處方

岩玫瑰純露	200ml
西洋蓍草純露	200ml

使用方式：
以 1 湯匙複方純露（2 種純露等量混合）或是 2 種純露各 1 茶匙，加入 1 公升溫熱水中，1 天內飲用完畢。經期開始前 1 週起，持續服用到經期結束為止。建議每個月重複此療程週期，直到經期規律或是血量變少。

孕吐、噁心

建議處方

佛手柑純露	100ml
羅勒純露	100ml
橙花純露	100ml

三餐飯前或特別噁心想吐時，口服 1 茶匙複方純露，若有必要，早晨起床時額外口服 1 茶匙。

分娩（助產）	閉經	性慾低落	熱潮紅	早發性子宮收縮	陰道念珠菌感染	陰道搔癢	哺乳期乳頭龜裂
月經失調‧經期疼痛	子宮肌瘤	生殖器疱疹	子宮內膜異位	生殖泌尿道發炎與感染	月經量多	孕吐、噁心
更年期	經前症候群	陰道炎‧外陰炎

更年期

停經後每位婦女因個人體質的差異，所呈現之身心症狀不同。依據各別需求選擇以下純露至少3種，調製成500ml的複方純露。（複方純露因彼此間具有協同作用，因此比使用單方純露更有效。）

建議處方

- **快樂鼠尾草純露**：平穩情緒、抗熱潮紅、似雌激素。
- **西洋蓍草純露**：平衡荷爾蒙、重新建立信任感、適合轉變期使用。
- **鼠尾草純露**：消除旺盛食慾、抗熱潮紅、似雌激素。
- **絲柏純露**：平衡荷爾蒙及情緒、利尿、幫助血管收縮。
- **天竺葵純露**：抗焦慮、抗壓力、調節神經系統。

- **露兜純露**：調節心血管、提升新陳代謝、利尿。
- **胡椒薄荷純露**：保持頭腦清醒、降低火元素（Pitta）、熱潮紅。
- **大馬士革玫瑰純露**：安撫煩躁易怒情緒、熱潮紅。
- **胡蘿蔔籽純露**：生殖泌尿系統及肝臟的淨化與再生，重建信任感。
- **馬鞭草酮迷迭香純露**：排毒淨化、激勵新陳代謝及肝功能、類黃體酮。
- **貞節樹純露**：激勵新陳代謝、類黃體酮、抗熱潮紅。

使用方式：
以1湯匙複方純露加入1公升溫熱水中，1天內飲用完畢。如有必要可持續飲用數月。

分娩（助產）	閉經	性慾低落	熱潮紅	早發性子宮收縮	陰道念珠菌感染	陰道搔癢	哺乳期乳頭龜裂
月經失調 · 經期疼痛		子宮肌瘤	生殖器疱疹	子宮內膜異位	生殖泌尿道發炎與感染		月經量多	孕吐 · 噁心
更年期	經前症候群	陰道炎、外陰炎					

經前症候群

每位婦女之經前症候群因個體差異，所呈現之身心症狀不同。依據各別需求選擇以下純露至少 3 種，調製複方純露。（使用複方純露因具有協同作用，因此比使用單方純露更有效。）

建議處方

- **西洋蓍草純露**：重建自信心、平衡荷爾蒙與情緒。
- **天竺葵純露**：平衡荷爾蒙與情緒、抗憂鬱。
- **快樂鼠尾草純露**：平衡荷爾蒙、抗焦慮、平衡情緒、消除旺盛食慾、抗痙攣。
- **檸檬馬鞭草純露**：抗痙攣、滋補神經、抗憂鬱。
- **貞節樹純露**：激勵新陳代謝、類黃體酮、抗熱潮紅。
- **大馬士革玫瑰純露**：抗熱潮紅、安撫煩躁易怒情緒。
- **絲柏純露**：防止情緒失控、消除水分滯留。
- **杜松純露**：消除疲勞與水分滯留。
- **沉香醇羅勒純露**：消除腹部腫脹。
- **聖約翰草純露**：抗憂鬱與失眠。
- **檀香純露**：安撫躁動的心靈與解除便祕。

使用方式：

選擇 3 種純露，將每種純露各 50ml 調製成複方純露，再以 1 湯匙複方純露加入 1 公升溫熱水中，1 天內飲用完畢；經期開始前 1 週起，持續服用到經期結束為止。建議每個月重複此療程週期，直到症狀消失。

陰道炎、外陰炎

建議處方

茶樹純露	50ml
大馬士革玫瑰純露	50ml
沉香醇百里香純露	50ml
錫蘭肉桂純露（孕婦不宜）	30ml
岩蘭草純露	30ml
玫瑰草純露（孕婦不宜）	50ml
水	740ml

使用方式：

每天進行陰道灌洗 2 到 4 次，每次使用 100ml 加水稀釋的複方純露；症狀剛發作的前兩天可以使用未稀釋的複方純露灌洗。同時可以複方純露沾溼敷料後，溼敷外陰部。

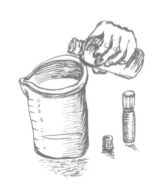

身心靈問題
建議處方

PART 3
suggestions
de
traitements

生殖泌尿
系統

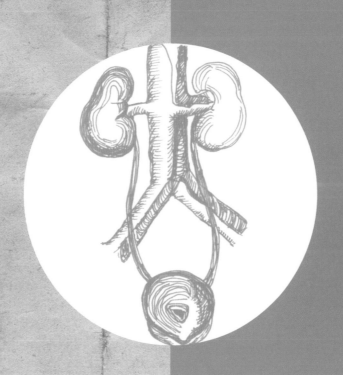

膀胱炎

建議處方

1. 純露口服配方

檸檬馬鞭草純露	100ml
檀香純露	50ml
錫蘭肉桂純露	50ml
冬季香薄荷純露	50ml
馬鬱蘭純露	50ml
絲柏純露	50ml

使用方式：

1 茶匙複方純露加入 1 杯溫熱水中飲用，每天 4 到 6 次，持續兩週。

2. 純露外用配方

以上述複方純露沾溼敷料後，熱敷下腹部。或是加入水中進行坐浴。
其他可搭配使用的純露：杜松、玫瑰草、西洋蓍草、歐洲赤松、茶樹、露兜。

3. 預防性配方

每天以 1 茶匙檀香純露或佛手柑純露加入溫熱水中飲用，來活化骨盆區域。

男性性功能障礙

建議處方

1. 以 1 茶匙歐洲赤松純露加在 1 杯溫熱水中飲用，早上及中午各喝 1 杯。
2. 晚上以 1 茶匙檀香純露加在 1 杯溫熱水中飲用。並在腹部與生殖器官噴灑檀香純露。
3. 其他適用純露：黃玉蘭、茉莉、露兜、歐白芷根、依蘭。
4. 以黑雲杉或加拿大鐵杉精油按摩後腰腎上腺區。
5. 以榛果油稀釋檀香精油至 10% 濃度，按摩下腹部與生殖器官。

前列腺炎

建議處方

絲柏純露	100ml
歐洲赤松純露	100ml
檀香純露	100ml
胡椒薄荷純露	100ml

使用方式：

1 茶匙複方純露加入 1 杯溫熱水中飲用，早上與中午飯前各 1 杯，持續 40 天。如果有需要暫停 7 天後再重新開始療程。
症狀發作時以複方純露沾溼敷料後，溼敷恥骨部位。

膀胱炎 | 男性性功能障礙 | 前列腺炎 | 腎結石 | 腎炎、腎盂腎炎 | 腎臟功能不全 | 水分滯留

PART III

生殖泌尿系統

腎結石（輔助治療）

建議處方

1. 每日保養配方

> 杜松純露
> 檸檬馬鞭草純露
> 肉桂純露

使用方式：

每天以 3 湯匙純露（每種 1 湯匙或每天變換組合
比例）加入 1 公升水中，1 天內飲用完畢，持續
21 天。休息 7 天後再重新開始療程。療程至少
要重複三個週期。

2. 發病時急救配方

> 錫蘭肉桂純露
> 檸檬馬鞭草純露
> 露兜純露
> 杜松純露

使用方式：

發病時，以 4 湯匙上述複方純露加入 1 公升溫熱
水中，1 天內飲用完畢。另外以複方純露沾溼敷
料，敷貼疼痛部位。每次療程為期 21 天，暫停
7 天後再重新開始。至少要重複三個週期。
可同時配合內服阿密茴精油，每天 2 到 4 滴。

3. 精油外用處方

杜松漿果精油	2 ml
檸檬香茅精油	3 ml
海茴香精油	1 ml
熱帶羅勒精油	2 ml
卡塔菲精油	2 ml
瓊崖海棠油	20 ml
聖約翰草浸泡油	20 ml

使用方式：
以此複方按摩油按摩腎臟對應部位。

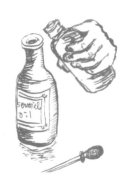

膀胱炎　男性性功能障礙　前列腺炎　腎結石　腎炎、腎盂腎炎　腎臟功能不全　水分滯留

腎炎、腎盂腎炎（輔助治療）

建議處方

露兜純露	100ml
杜松純露	100ml
玫瑰草純露	100ml
聖約翰草純露	100ml
佛手柑純露	100ml
歐洲赤松純露	100ml

使用方式：
將 3 湯匙複方純露加入 1 公升溫熱水中，1 天內飲用完畢。並以複方純露熱敷疼痛部位。

水分滯留

建議處方

杜松純露	100ml
絲柏純露	100ml
馬鞭草酮迷迭香純露	100ml
歐洲赤松純露	100ml

使用方式：
1 ～ 2 湯匙純露加入 1 公升溫熱水中，1 天內飲用完畢。

腎臟功能不全

從下列純露中選擇 3 種來進行療程。以 3 湯匙複方純露加入 1.5 公升水中飲用。

建議處方

西洋蓍草純露
歐白芷根純露
檀香純露
大西洋雪松純露
杜松純露
歐洲赤松純露
格陵蘭喇叭茶純露
岩蘭草純露

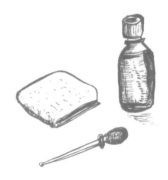

身心靈問題
建議處方
PART 3
suggestions de traitements

皮膚護理

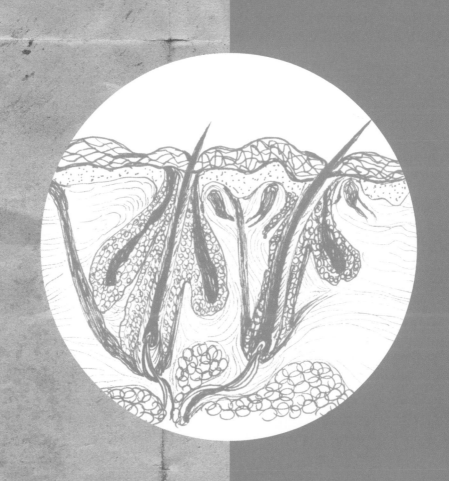

皮膚膿腫	皮膚過敏	曬傷	痤瘡（青春痘）	搔癢	眼瞼過敏或感染	皮膚與指甲念珠菌感染	掉髮
玫瑰痤瘡（酒糟肌膚）		溼疹	牛皮癬	蕁麻疹	帶狀疱疹	水痘	一般皮膚保養	盜汗

皮膚膿腫

建議處方

1. 純露口服配方

大馬士革玫瑰純露	100ml
格陵蘭喇叭茶純露	100ml
天竺葵純露	100ml
胡蘿蔔籽純露	100ml

使用方式：
2 湯匙複方純露加入 1 公升溫熱水中，1 天內飲用完畢。

2. 精油外用處方

神聖羅勒精油	1 滴
茶樹精油	1 滴
芳枸葉精油	1 滴
瓊崖海棠油	0.5ml

使用方式：
規律地在皮膚膿腫患處噴灑複方純露，並以複方按摩油塗抹患部，每天 3 次。

皮膚過敏

建議處方

每天數次在過敏部位噴灑德國洋甘菊純露，同時以 2 湯匙純露加入 1 公升水中，1 天內飲用完畢。

曬傷

可以選擇真正薰衣草純露、玫瑰純露、永久花純露，以單方或調合成複方噴灑在曬傷的皮膚上。

痤瘡（青春痘）

建議處方

1. 純露口服配方

每天以 1 湯匙馬鞭草酮迷迭香純露與 1 湯匙格陵蘭喇叭茶純露，加入 1 公升水中飲用。

2. 純露外用配方

參考以下純露特性，選擇數種純露來調製黏土面膜：岩玫瑰、芫荽、天竺葵、永久花、月桂、真正薰衣草、香桃木、玫瑰草、玫瑰、沉香醇百里香。使用同樣純露作為化妝水，早晚洗臉後噴灑。

3. 精油外用處方

局部塗抹複方或單方精油在痘痘部位：穗花薰衣草、茶樹、芳枸葉、沼澤茶樹、沉香醇百里香。

皮膚膿腫	皮膚過敏	曬傷	痤瘡（青春痘）	搔癢	眼瞼過敏或感染	皮膚與指甲念珠菌感染	掉髮

玫瑰痤瘡（酒糟肌膚）	溼疹	牛皮癬	蕁麻疹	帶狀疱疹	水痘	一般皮膚保養	盜汗

搔癢

建議處方

德國洋甘菊純露	50ml
真正薰衣草純露	50ml
胡椒薄荷純露	50ml
永久花純露	50ml

使用方式：

每天在搔癢區域噴灑數次，直到症狀消失為止。

眼瞼過敏或感染

建議處方

使用純露像是羅馬洋甘菊、黃玉蘭、真正薰衣草、香桃木純露噴灑眼皮，一日數回。

皮膚與指甲念珠菌感染

建議處方

1. 純露口服配方

茶樹純露	50ml
沉香醇百里香純露	50ml
岩蘭草純露	50ml
天竺葵純露	100ml

使用方式：

每天噴灑患處 3 到 4 次；同時將 1 茶匙純露加入一杯溫熱水中飲用，每天 3 次。

2. 精油外用處方

巨香茅精油	3ml
天竺葵精油	3ml
松紅梅精油	0.5ml
玫瑰草精油	3ml
錫蘭肉桂精油	0.5ml
摩洛哥堅果油	20ml

使用方式：

以 5 到 8 滴複方按摩油局部塗抹於患部，每日視病情而定可塗抹 2 到 5 次。

皮膚膿腫	皮膚過敏	曬傷	痤瘡（青春痘）	搔癢	眼瞼過敏或感染	皮膚與指甲念珠菌感染	掉髮

玫瑰痤瘡（酒糟肌膚）	溼疹	牛皮癬	蕁麻疹	帶狀疱疹	水痘	一般皮膚保養	盜汗	

掉髮

根據阿育吠陀療法，掉髮經常是因為火元素（Pitta）過盛與肝臟充血的緣故。我們可根據個人需求從下列純露選擇 3 種調製成複方純露：

建議處方

- **真正薰衣草純露或胡椒薄荷純露**：經常大量出汗，並深受頭皮發癢之苦。
- **大西洋雪松純露或穗甘松純露**：頭髮枯黃，頭皮長牛皮癬。
- **鼠尾草純露**：更年期掉髮。
- **馬鞭草酮迷迭香純露或絲柏純露**：有頭皮屑困擾、油性髮質。
- **歐洲赤松純露或香桃木純露**：抽菸者且淋巴系統阻塞。
- **月桂純露**：經常覺得很氣餒、做什麼事都行不通。
- **茶樹純露、沉香醇百里香純露與岩蘭草純露**：頭皮受真菌感染。

1. 純露外用方式

以選擇純露調製成複方純露，每天噴灑頭髮並認真地按摩頭皮，視情況而定可每天按摩 2 次，洗完頭後也要噴灑按摩頭皮。洗頭最後一次沖水洗淨時，加入純露一起沖洗。

2. 純露口服方式

1 湯匙複方純露加入 1.5 公升飲水中，於一天內喝完，持續 40 天；接著休息 40 天後再重新開始。

玫瑰痤瘡（酒糟肌膚）

建議處方

絲柏純露	50ml
永久花純露	50ml
胡椒薄荷純露	50ml
芫荽純露	50ml

使用方式：

在早晚洗臉後作為化妝水使用，之後再擦上合適的天然植物乳霜。進行純露內服的療程（參見靜脈曲張 P.142）。

溼疹

建議處方

1. 純露外用方式

皮膚搔癢時使用以下純露大量噴灑患處：西洋蓍草、檀香、德國洋甘菊、黃玉蘭、芫荽、天竺葵、薰衣草、胡椒薄荷、玫瑰。

請參見純露療效，依據個人需求選擇適用純露，並使用同樣的純露溼敷患處。

2. 純露口服配方

檀香純露	100ml
香桃木純露	100ml
真正薰衣草純露	100ml
紫蘇純露	100ml

使用方式：

2 湯匙複方純露加入 1.5 公升飲水中，1 天內飲用完畢，持續 40 天。

皮膚膿腫	皮膚過敏	曬傷	痤瘡（青春痘）	搔癢	眼瞼過敏或感染	皮膚與指甲念珠菌感染	掉髮

| 玫瑰痤瘡（酒糟肌膚） | 溼疹 | 牛皮癬 | 蕁麻疹 | 帶狀疱疹 | 水痘 | 一般皮膚保養 | 盜汗 | |

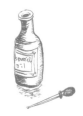

PART III ｜ 皮膚護理

牛皮癬

建議處方

穗甘松純露	50ml
天竺葵純露	100ml
大西洋雪松純露	50ml
德國洋甘菊純露	50ml
永久花純露	50ml

使用方式：

每天噴灑患處 2 到 3 次。並以肝臟充血（肝瘀）複方純露作為內服療程之用。

蕁麻疹

建議處方

胡椒薄荷純露	50ml
依蘭純露	50ml
芫荽純露	50ml
大馬士革玫瑰純露	50ml
德國洋甘菊純露	50ml

使用方式：

每日噴灑患處數次，直到症狀消失為止；同時以肝臟充血（肝瘀）複方純露作為內服療程。

帶狀疱疹

建議處方

1. 純露口服配方

胡椒薄荷純露	100ml
羅文莎葉（桉油樟）純露	100ml
大馬士革玫瑰純露	100ml

使用方式：

2 湯匙複方純露加入 1.5 公升溫熱水中，於一天內飲用完畢，持續 40 天；有需要的話可以再重新開始療程。

2. 精油外用配方

以上述複方純露噴灑或溼敷患處，搭配精油塗抹：

胡椒薄荷精油	3ml
羅文莎葉（桉油樟）精油	3ml
瓊崖海棠油	20ml

使用方式：

以幾滴複方按摩油塗抹患處，每天數次。

水痘

建議處方

以羅文莎葉純露大量噴灑身體。並將 1 茶匙羅文莎葉純露加入 1 杯溫熱水中飲用，每天 3 次，直到症狀消失為止。

| 皮膚膿腫 | 皮膚過敏 | 曬傷 | 痤瘡（青春痘） | 搔癢 | 眼瞼過敏或感染 | 皮膚與指甲念珠菌感染 | 掉髮 |
| 玫瑰痤瘡（酒糟肌膚） | 溼疹 | 牛皮癬 | 蕁麻疹 | 帶狀疱疹 | 水痘 | 一般皮膚保養 | 盜汗 |

一般皮膚保養

純露是絕佳的化妝水，可以在早晚洗臉後、擦保養乳霜前使用。對於皮膚保養最重要的建議，是只使用百分之百的天然植物性保養品，包含純露與精油。

保養皮膚的純露建議

- **檀香純露**：乾性肌膚。敏感發炎肌膚、痤瘡（青春痘）、皮膚搔癢。
- **德國洋甘菊純露**：敏感發炎肌膚、痤瘡（青春痘）。
- **胡蘿蔔籽純露**：疲勞、老化肌膚、玫瑰痤瘡（酒糟肌膚）。
- **岩玫瑰純露**：皮膚缺乏滋養、痤瘡（青春痘）。
- **絲柏純露**：溼疹、痤瘡（青春痘）、玫瑰痤瘡（酒糟肌膚）。
- **乳香純露**：熟齡肌膚，皺紋。
- **藍膠尤加利純露**：油性肌膚。痤瘡（青春痘）。
- **橙花純露**：所有類型的肌膚。
- **天竺葵純露**：刮鬍後的肌膚灼熱感與不適、痤瘡（青春痘）。
- **永久花純露**：疤痕、皮膚泛紅、痤瘡（青春痘）、玫瑰痤瘡（酒糟肌膚）。
- **真正薰衣草純露**：敏感發炎肌膚。
- **胡椒薄荷純露**：皮膚缺乏滋養、曬傷、痤瘡（青春痘）。
- **香桃木純露**：皮膚黯沉、痤瘡（青春痘）、玫瑰痤瘡（酒糟肌膚）。
- **穗甘松純露**：熟齡肌、皺紋、牛皮癬、溼疹。
- **玫瑰草純露**：混合性肌膚。刮鬍後的肌膚灼熱感與不適，痤瘡（青春痘）。
- **歐洲赤松純露**：皮膚黯沉、缺乏滋養、抽菸。
- **大馬士革玫瑰純露**：混合性肌膚、熟齡肌膚。皮膚黯沉。
- **快樂鼠尾草純露**：皮膚黯沉、疲勞的肌膚。
- **沉香純百里香純露**：敏感性肌膚。痤瘡（青春痘）、溼疹。
- **岩蘭草純露**：疲勞、乾燥、發炎肌膚，風元素（Vata）膚質，玫瑰痤瘡（酒糟肌膚）。

盜汗

更年期的盜汗症狀，請參見更年期處方建議。

建議處方

非更年期盜汗，口服配方

大馬士革玫瑰純露	50ml
鼠尾草純露	50ml
胡椒薄荷純露	50ml
岩玫瑰純露	50ml

使用方式：

1 湯匙複方純露加入 1.5 公升溫熱水中，於 1 天內飲用完畢，每天飲用直到症狀消失為止。

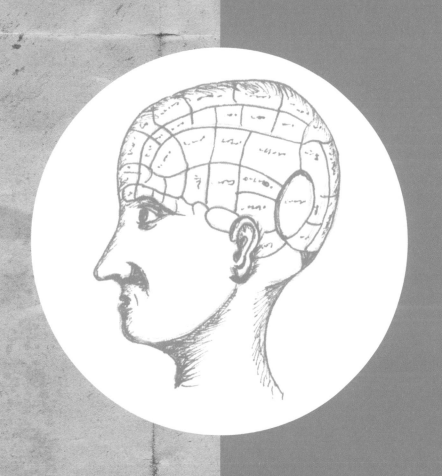

情緒 心理

身心靈問題
建議處方

PART 3
suggestions
de
traitements

心浮氣躁、緊張、散漫	恐慌	面對未知的恐懼	失眠	厭食症	冷漠、人際關係疏離
悲傷	驚嚇	易怒、具侵略性	壓力	上癮	憂鬱症	

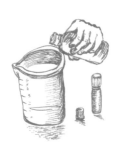

心浮氣躁、緊張、散漫

在這種情況下需要降低 Vata，可使用能夠增強自信與安撫鎮靜的複方純露作為治療。選擇根部類或木質類的純露像是檀香、胡蘿蔔籽、大西洋雪松、穗甘松或岩蘭草，再調合其他有鎮靜作用的純露使用，像是橙花、羅馬洋甘菊、馬鬱蘭。

建議處方

岩蘭草純露	50ml
橙花純露	100ml
羅勒純露	50ml
羅馬洋甘菊純露	50ml

使用方式：
1 茶匙純複方純露加在 1 杯溫熱水中飲用，每天 3 次；以 3 湯匙複方純露加入浴缸裡泡澡；將此複方純露作為氣場或空間噴霧使用。

恐慌（喪禮過後）

建議處方

將 1 茶匙的檸檬馬鞭草純露加入 1 杯溫熱水中飲用，視情緒狀況而定，每天可喝 3～5 次。同時使用這個純露作為氣場與空間噴霧。

面對未知的恐懼

建議處方

將 1 茶匙的橙花純露加在 1 杯溫熱水中飲用，視情緒狀況而定，每天可喝 3～5 次。
其他適用純露：羅馬洋甘菊、德國洋甘菊、聖約翰草、穗甘松。

失眠

失眠因個體差異，所呈現之身心症狀不同。依據個別需求選擇以下至少 3 種純露，調製成 200ml 的複方純露。

建議處方

- **西洋蓍草純露**：無法接受改變。
- **羅馬洋甘菊純露**：害怕、焦慮、難以放手。
- **岩蘭草純露**：心浮氣躁、害怕、高血壓。
- **橙花純露**：擔憂、害怕、焦慮。
- **聖約翰草純露**：憂鬱、焦慮、害怕。
- **檸檬馬鞭草純露**：無法放掉過去。
- **真正薰衣草純露**：思想僵化、不知變通、完美主義。
- **馬鬱蘭純露**：高血壓、焦慮。
- **羅文莎葉純露**：思緒混亂。

使用方式：
以 1 茶匙複方純露加入 1 杯溫熱水中，睡前飲用。

| 心浮氣躁、緊張、散漫 | 恐慌 | 面對未知的恐懼 | 失眠 | 厭食症 | 冷漠、人際關係疏離 |
| 悲傷 | 驚嚇 | 易怒、具侵略性 | 壓力 | 上癮 | 憂鬱症 | |

厭食症

建議處方

佛手柑純露	100ml
檸檬馬鞭草純露	100ml
錫蘭肉桂純露	100ml

使用方式：

2 湯匙純露加入 1 公升飲水中，1 天飲用完畢。
使用本複方純露作為氣場與空間噴霧。

悲傷

建議處方

歐白芷根純露	50ml
檸檬馬鞭草純露	50ml
白玉蘭純露	50ml
大馬士革玫瑰純露	50ml

使用方式：

2 湯匙純露加入 1 公升飲水中，1 天內飲用完畢。
大量使用本複方純露作為氣場與空間噴霧。

冷漠、人際關係疏離

建議處方

茉莉純露	100ml
露兜純露	50ml
歐洲赤松純露	100ml

使用方式：

2 湯匙純露加入 1 公升飲水中，1 天內飲用完畢；
大量使用本複方純露作為氣場與空間噴霧。

驚嚇

建議處方

| 歐白芷根純露 | 50ml |
| 橙花純露 | 50ml |

使用方式：

1 茶匙純露加入 1 杯水中飲用，視情緒狀況而定，
每天可喝 3 到 5 次；使用本複方純露作為氣場與
空間噴霧。

心浮氣躁、緊張、散漫	恐慌	面對未知的恐懼	失眠	厭食症	冷漠、人際關係疏離
悲傷	驚嚇	**易怒、具侵略性**	壓力	上癮	憂鬱症

易怒、具侵略性

在這樣的情況裡，需要降低火元素 (Pitta)，請詳閱以下純露可對治的情緒心理狀態，並從中選出個人適用的純露。其中需要包含能使肝臟再生的純露，像是格陵蘭喇叭茶。

建議處方

- **西洋蓍草純露**：難以接受改變、無法理解異性。
- **檀香純露**：太過理性、完美主義、不滿足。
- **德國洋甘菊純露**：不滿足、自我批判、無法看見事情的全貌。
- **白玉蘭純露**：沒辦法感受到愛。
- **芫荽純露**：暴躁的性格、一點雞毛蒜皮的事都可以生氣、沒辦法看到事情的真相。
- **乳香純露**：思想僵化、過於理性、缺乏開放性的精神。
- **橙花純露**：害怕、恐慌症。
- **露兜純露**：憤怒參雜著心臟有壓迫感。
- **馬鬱蘭純露**：對於事實有錯誤的投射。
- **聖約翰草純露**：害怕、恐慌、猜想。
- **穗甘松純露**：無法集中精神、無法看見事物其他面向。
- **玫瑰草純露**：因罪惡感而變得易怒。
- **大馬士革玫瑰純露**：積恨、沒有愛人的能力。

- **快樂鼠尾草純露**：憤怒的情緒是由於荷爾蒙失調所造成的。
- **檸檬馬鞭草純露**：無法放掉過去，邁向未來。

使用方式：

進行 40 天的純露療程，以 1 ～ 2 湯匙純露加入 1 公升飲水中，於 1 天內飲用完畢。使用這些純露作為氣場、空間噴霧；加入浴缸泡澡或加入面膜使用。

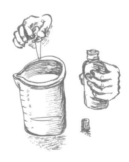

PART III | 情緒心理

壓力

引起壓力的原因有很多種，所呈現之身心症狀也不同。依據個別需求選擇以下純露至少 3 種，調製成複方純露。

建議處方

- **西洋蓍草純露**：無法接受發生的事情。
- **歐白芷根純露**：很難下定決心。
- **羅勒純露**：心緒散漫、被負面情緒淹沒。
- **檀香純露**：對人生有過多期待。
- **德國洋甘菊純露**：完美主義。
- **羅馬洋甘菊純露**：吹毛求疵，一點小事就會生氣。
- **胡蘿蔔籽純露**：缺乏自信心、害怕匱乏。
- **大西洋雪松純露**：經常都是其他人幫你做決定。
- **芫荽純露**：思緒混亂。
- **乳香純露**：思緒僵化、不知變通。
- **橙花純露**：焦慮、害怕。
- **露兜純露**：胸悶、不能呼吸。
- **真正薰衣草純露**：太過執著。
- **月桂純露**：有些話沒有勇氣説出口。
- **馬鬱蘭純露**：無法活在當下、精神過度亢奮。
- **快樂鼠尾草純露**：害怕風險、缺乏創意、新點子。
- **穗甘松純露**：缺乏明確立場、沒有把握、覺得受傷、被冒犯了。

- **大馬士革玫瑰純露**：情感關係緊張、覺得被困住了。
- **檸檬馬鞭草純露**：無法放掉過去邁向未來。

使用方式：
1 湯匙複方純露加入 1.5 公升飲水中，1 天內飲用完畢，持續 40 天。

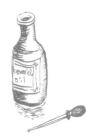

PART III　身心靈問題建議處方

上癮（菸草、酒精、毒品⋯）

建議處方

佛手柑純露	50ml
橙花純露	50ml
香桃木純露	50ml
白玉蘭純露	50ml

使用方式：

每次渴望想要喝酒、抽菸、吸毒的時候，就在口腔與身體周圍噴灑純露。並以 2 湯匙複方純露加入 1 公升飲用水中，1 天內飲用完畢。

憂鬱症

建議處方

聖約翰草純露	50ml
橙花純露	50ml
馬鬱蘭純露	50ml
歐洲赤松純露	50ml

使用方式：

將 1 茶匙複方純露加入 1 杯溫熱水中飲用，早晚各 1 次；其他純露選擇請參考 P.167「壓力」部分建議處方。

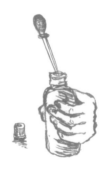

嬰幼兒
照護

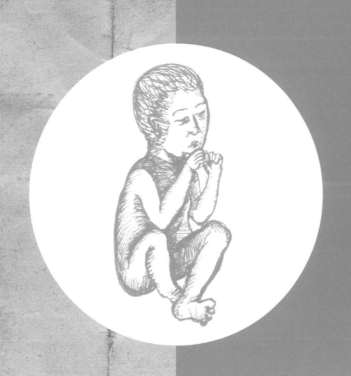

口腔黏膜潰瘍、鵝口瘡	任性	尿床	上學	哺乳期乳頭皸裂	痢疾、腹瀉	便祕	尿布疹	發燒	喉嚨痛
食欲不振	哭鬧	長牙	皮膚問題、過敏	感冒、鼻炎	麻疹	不易入睡、惡夢	水痘	蹠疣	眼睛沾黏

口腔黏膜潰瘍、鵝口瘡

建議處方

輪流使用月桂純露與羅文莎葉純露噴灑口腔。

上學

建議處方

幫助小朋友順利開始托兒所的生活：剛入學時，使用玫瑰與橙花純露作為氣場噴霧與口腔噴霧。

任性

建議處方

小朋友任性胡鬧、發怒的時候，可使用羅馬洋甘菊純露或玫瑰純露噴灑全身。

哺乳期乳頭皸裂

建議處方

使用岩玫瑰純露噴灑乳頭裂口。

尿床

建議處方

有尿床的情況：將絲柏與馬鬱蘭純露等量比例混合。1 杯水裡加入 10 滴複方純露給孩子飲用，每天餐前 1 杯，直到症狀消失為止。另外以 1ml 絲柏精油加入 9ml 植物油裡，於睡前 1 小時按摩孩子的腹部。

痢疾、腹瀉

建議處方

茶樹精油	**2 滴**
馬鬱蘭精油	**2 滴**
溫熱的昆士蘭堅果油	**2 湯匙**

使用方式：
溫熱上方按摩油後，以逆時針方向按摩腹部，之後再使用茶樹與馬鬱蘭純露熱敷腹部。每天使用這兩種純露噴灑口腔數次。

口腔黏膜潰瘍、鵝口瘡	任性	尿床	上學	哺乳期乳頭皸裂	痢疾、腹瀉	便祕	尿布疹	發燒	喉嚨痛

食欲不振	哭鬧	長牙	皮膚問題、過敏	感冒、鼻炎	麻疹	不易入睡、惡夢	水痘	蹠疣	眼睛沾黏

便祕

建議處方

便祕時可以在嘴巴裡噴灑檸檬馬鞭草純露或佛手柑純露。在一點蘋果汁裡加入 1 茶匙相同純露，也可緩解症狀。

喉嚨痛

建議處方

五歲以下的兒童可以使用玫瑰、芫荽純露噴灑喉嚨。

尿布疹

建議處方

在臀部噴灑天竺葵、羅馬洋甘菊、玫瑰或沉香醇百里香純露。

食欲不振

建議處方

使用佛手柑純露噴灑口腔或是加 1 茶匙在奶瓶裡。

發燒

建議處方

使用真正薰衣草純露溼敷雙腳並噴灑身體。

哭鬧

建議處方

嬰兒經常哭鬧不止、肚子痛、消化不良；可加 1 茶匙羅馬洋甘菊純露在奶瓶裡，加 1 瓶蓋純露在洗澡水裡。哺乳的母親可飲用羅馬洋甘菊純露，哺乳前噴灑一些純露在乳頭上。在 1 湯匙植物油裡加入 3 滴羅馬洋甘菊精油，按摩嬰兒腹部。

| 口腔黏膜潰瘍、鵝口瘡 | 任性 | 尿床 | 上學 | 哺乳期乳頭皸裂 | 痢疾、腹瀉 | 便祕 | 尿布疹 | 發燒 | 喉嚨痛 |
| 食欲不振 | 哭鬧 | 長牙 | 皮膚問題、過敏 | 感冒、鼻炎 | 麻疹 | 不易入睡、惡夢 | 水痘 | 蹠疣 | 眼睛沾黏 |

長牙

建議處方

取適當劑量之羅馬洋甘菊精油按摩牙齦；用羅馬洋甘菊純露噴灑牙齦。

皮膚問題、過敏

建議處方

使用德國洋甘菊純露噴灑患處，與玫瑰純露輪流使用。加 1 瓶蓋純露在洗澡水裡。

感冒、鼻炎

建議處方

使用香桃木與沉香醇百里香純露噴灑鼻腔、泡澡與作為氣場噴霧。

麻疹

建議處方

以等量比例的胡椒薄荷純露、羅文莎葉純露與玫瑰純露，調合成複方純露，用來內服與噴灑身體。內服時，請將 1 茶匙複方純露倒入 1 杯溫熱水中，1 天數次。

不易入睡、惡夢

建議處方

1 茶匙橙花純露加在奶瓶裡飲用、噴灑在被子上、倒 1 瓶蓋在泡澡水裡。

水痘

建議處方

以等量比例的胡椒薄荷純露與羅文莎葉純露，調製成複方純露，噴灑發病部位，有抗病毒與止癢效果。

蹠疣

建議處方

以茶樹純露清洗嬰幼兒的腳。

眼睛沾黏

建議處方

睡醒時眼睛沾黏時，以羅馬洋甘菊純露與玫瑰純露噴灑或沾溼擦拭。

風溼病與
關節問題

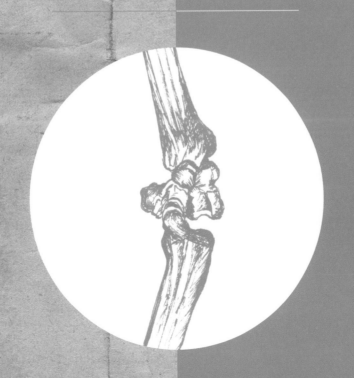

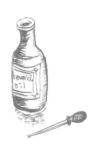

風溼病

一般而言，風溼病適合一年做 2～3 次的淨化療程，來緩解疼痛與排解體內的毒素。請參考下列純露特性，選擇個人適用的調製成複方純露：

建議處方

- **西洋蓍草純露**：消炎，增強循環系統，鎮靜。
- **歐白芷根純露**：止痛與消炎，抗痙攣，激勵肝臟、胰臟與新陳代謝。
- **佛手柑純露**：止痛與消炎，激勵肝臟、胰臟與新陳代謝。
- **檀香純露**：止痛與消炎，利尿。
- **德國洋甘菊純露**：止痛與消炎，鎮靜神經。
- **錫蘭肉桂純露**：止痛與消炎，激勵新陳代謝、肝臟與胰臟。
- **胡蘿蔔籽純露**：肝腎的淨化與修復，淨化血液。
- **大西洋雪松純露**：淨化，抗寄生蟲，溶解結石。
- **絲柏純露**：激勵胰臟、肝臟與腎臟功能。
- **乳香純露**：止痛、消炎。
- **杜松純露**：利尿、消炎，激勵肝臟、腎臟與胰臟，淨化。
- **露兜純露**：止痛、消炎，淨化肝臟與胰臟。

- **格陵蘭喇叭茶純露**：淨化解毒，修復肝臟、胰臟與腎臟，激勵新陳代謝。
- **馬鬱蘭純露**：止痛、消腫、消炎。
- **聖約翰草純露**：止痛與消炎，鎮靜。
- **歐洲赤松純露**：淨化、排水、利尿、鎮痛、消炎、消腫。
- **馬鞭草酮迷迭香純露**：修復肝、膽與胰臟，激勵新陳代謝、淨化。
- **紫蘇純露**：淨化與解毒，強力消炎與止痛，激勵肝、膽與胰臟。

使用方式：

1. 以 3～6 種純露調製複方純露。每年做 3 次 40 天的療程。進行療程時，每天以 2 湯匙複方純露加入 1 公升溫熱水中，於 1 天內飲用完畢。並使用同樣的複方純露熱敷疼痛部位。在泡澡水裡加入鹽，例如喜瑪拉雅岩鹽。

2. 使用聖約翰草油與喜馬拉雅岩鹽去角質：將少許岩鹽與 1～2 湯匙植物油以及 1～2 湯匙複方純露混合，摩擦需要去角質的肌膚。

PART 3
suggestions
de
traitements

身心靈問題
建議處方

其他
疑難雜症

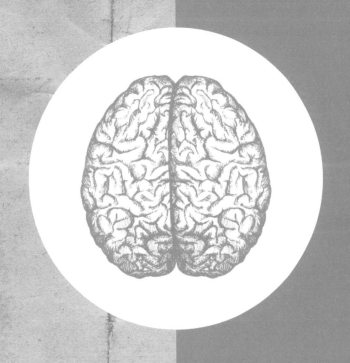

頭痛

建議處方

胡椒薄荷純露	100ml
芫荽純露	100ml

使用方式：

1茶匙複方純露加入1杯水中，每30分鐘喝1杯，直到症狀消失為止。以複方純露冷敷額頭。以1滴胡椒薄荷精油塗抹在額頭、太陽穴與頸椎。

眼部保養

建議處方

- **眼睛發炎：**以玫瑰純露溼敷。
- **長時間使用電腦工作：**經常以玫瑰純露噴灑雙眼。
- **雙眼過敏：**以香桃木、德國洋甘菊純露，噴灑或溼敷眼睛。
- **麥粒腫：**以香桃木純露溼敷。
- **眼皮腫脹：**以香桃木純露溼敷。
- **眼部帶狀疱疹：**以等量比例羅文莎葉純露與香桃木純露混合後，溼敷。

手腳冰冷

建議處方

永久花純露	100ml
錫蘭肉桂純露	100ml

使用方式：

1湯匙純露加入1公升溫熱水中，於1天內飲用完畢。以薑精油加入植物油調製成濃度10%的按摩油，按摩手腳。

足部保養

建議處方

- **腳臭與腳汗過多：**使用玫瑰草與鼠尾草純露泡腳，經常使用這兩種純露噴灑雙腳。
- **腿部腫脹：**經常使用胡椒薄荷與大西洋雪松純露噴灑雙腳，或是泡腳。

發燒

建議處方

以真正薰衣草純露、芫荽純露、玫瑰純露，噴灑
身體。上述純露各加1湯匙到1公升的溫熱水中，
於 1 天內飲用完畢，直到症狀消失為止。

神經痛、偏頭痛

建議處方

2 湯匙西洋蓍草純露加入 1 公升溫熱水中，於 1
天內飲用完畢，並以相同純露溼敷患處。

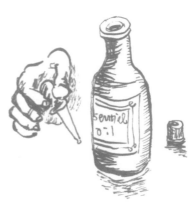

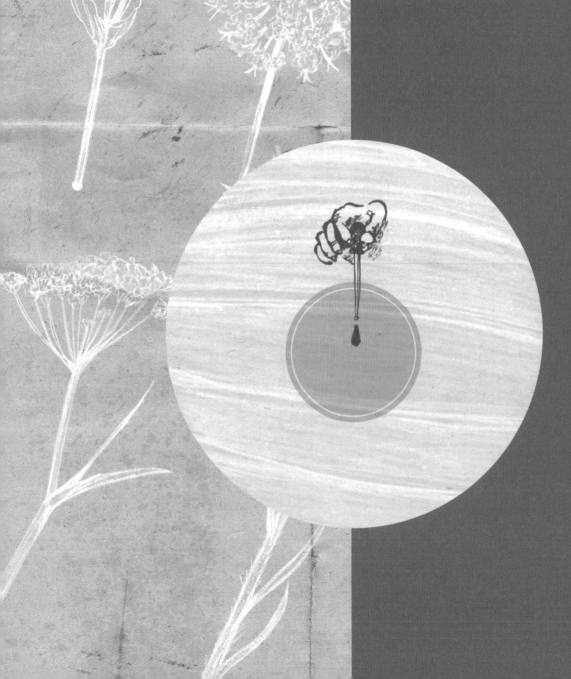

附錄

PART 4
appendix

疾病名詞釋義

呼吸系統

失音症：由於聲帶疾病（例如：喉炎）或喉返神經受壓迫造成的聲帶麻痺，引起的失去聲音沙啞症狀。

花粉症：因花粉過敏引起的感冒。

咽喉炎：侵襲到扁桃腺的喉嚨發炎，也常侵犯到軟顎柱。

急性支氣管炎：支氣管樹的急性發炎，較常發生在冬季。可能出現在感冒或鼻咽、喉嚨或氣管的病毒感染之後。

慢性支氣管炎：持續或間斷地咳嗽，至少兩年中每年持續三個月。

哮喘型氣管炎：結合溼咳的氣管炎與有持續性呼吸困難症狀的哮喘。

病毒性支氣管炎：因病毒引起的支氣管發炎。

流行性感冒：流感黏液病毒 A、B、C 引起的具傳染與感染性的疾病，發展形式為幾次大流行，形成區域性及季節性流行，嚴重程度不一。

喉炎：喉部黏膜與聲帶急性或慢性發炎，會出現聲音改變或完全失聲的症狀。

痙攣性咳嗽：發作時間很接近的間隔性咳嗽，引起橫隔膜痙攣，導致深呼吸不適。

嗅覺喪失症：失去嗅覺。

感冒：呼吸道黏膜發炎（鼻腔、喉嚨、支氣管）。

痰咳：咳嗽時排出氣管分泌物（黏液等）。

過度換氣症候群：神經肌肉過度興奮，出現痙攣、發麻、極度煩躁與不適的症狀。

過敏性及神經性氣喘：疾病發生在過敏病人的身上，吸入或接觸過敏原，導致哮喘症狀。

鼻竇炎：鼻竇急性或慢性發炎，有可能侵襲到深層骨膜。

噴嚏：呼氣肌肉突然收縮，用力將空氣從口腔及鼻腔排出。

消化與代謝系統

小腸結腸炎：小腸與結腸黏膜發炎。

克隆氏症：是一種發炎性腸道疾病，會局部侵犯消化道由口到迴腸末端，潰瘍的特點是鵝口瘡般縱走式或融合式的形態，且邊緣組織接近，正常病灶與健康部位會交替出現。

吞氣症：非進食時間不正常的吞嚥空氣，繼而產生打嗝現象。

打嗝：橫隔膜無法控制的痙攣性收縮，症狀為胸腹突然痙攣，隨之而來的是由聲門發出聲音。

肝硬化：肝細胞退化纖維化產生的疾病。主要形成原因為酒精。

便祕：排便稀少或困難。

胃炎：胃黏膜發炎的病症。

胃痛：胃部疼痛。

胃酸過多：因食物消化不良引起的不適感。

消化不良：消化費力與困難。

消化道痙攣：消化系統的單一肌肉或一群肌肉引起的不自主收縮。

病毒性肝炎：由病毒引起的肝臟疾病發作，致病因子含有主要的肝炎病毒（A 型病毒或 IH 病毒、B 型病毒或 SH 病毒）。

結腸炎：結腸黏膜呈發炎狀態。原因可能是器質性、細菌性或阿米巴原蟲。會導致腹瀉與便祕交替進行。

脹氣：出現在胃與腸道的氣體引起的腸胃脹痛。

感染性腹瀉：糞便量與頻率較平常多，質地變稀。起因於消化道感染。

腹脹：由於腸內氣體造成腹部脹氣。

膽絞痛：肋骨下右上腹部疼痛，可往上延伸至右肩，伴隨噁心。原因常為膽結石。

膽功能不全：膽汁功能停止或降低，引發相關的生理症狀及現象。

膽固醇：通常在膽汁與血液中可以找到的油性物質。從食物中取得，但肝臟也能合成。它對生命不可或缺，因為能製造性荷爾蒙、腎上腺素及膽酸。

胰臟功能不全：胰臟降血糖功能停止或降低，引發相關的生理症狀及現象。

糖尿病：在患病期間，血液與尿液中的糖分增加。原因為胰臟分泌的胰島素不足或利用率低。

嘔吐：身體無法接受的一部分或全部胃部食物，藉由橫隔膜與腹部肌肉突然收縮從口腔中吐出。

厭食：各種原因引起的食慾不振。

肥胖：脂肪過多，遍布全身。

心血管系統

心律不整：心臟跳動頻率不規則。

血管脆弱：血管缺乏彈性。

流血：血液從血管中往外滲出。除了經期外都屬於病理狀態。

低血壓：動脈壓力的不正常降低。

高血壓：動脈壓力增加到高於正常標準。

動脈粥狀硬化：動脈內壁形成動脈粥狀凝塊沉積。

淋巴水腫：皮下結締組織浮腫，與循環有關。

痔瘡：與靜脈曲張有關的瘤，直腸或肛門靜脈不正常擴張形成的。

瘀青、血腫：皮下的血液積聚生成面積不小且邊緣不規則的紫色斑塊。通常幾天後
會消失。

雷諾氏症：四肢末端血管收縮障礙，當暴露在寒冷之中，四肢末端最先呈白色，然
後變藍紫色，發紺。

靜脈曲張：靜脈失去原本的彈性及靜脈壁病理上的變化，使靜脈呈永久性擴張。

靜脈炎：靜脈發炎，可能會導致血凝塊、血栓。

腿部腫脹：感覺腿部不夠輕快並腫脹，起因於循環不佳。

口腔護理

口臭：口腔氣味強烈且難聞。

口腔炎：口腔黏膜發炎。

口腔疱疹：見脣疱疹。

牙齦炎：牙齦發炎的病症。

牙髓炎：牙髓，即牙齒軟組織發炎。

脣疱疹：復發性的病毒感染，症狀為在嘴脣黏膜上出現單獨或數個內容物透明的小水泡，位於微微隆起的發炎基底上。

齒槽膿漏：又稱牙周病，形成膿包的齒槽發炎，會導致牙床鬆動，經常會發展至牙齒脫落。

齒槽囊腫：通常從沒有治療的牙髓炎開始，由齒槽骨開始發展成鄰近的軟組織腫大積膿。

齲齒：觸及牙齒的病症，症狀為牙齒會形成空洞以及損害牙組織。

口腔黏膜潰瘍：口腔黏膜表層潰瘍，並會造成疼痛。

婦科與女性機能

子宮肌瘤：長在子宮的良性纖維瘤。

子宮炎：子宮發炎。

月經過多：月經血量異常多，經期超過應有的時間。

通經：促進與調節經血流出。

閉經：不同原因引起的經血不足或沒有月經。

經前症候群：發生在某些女性月經來潮幾天前的所有症狀：子宮與卵巢疼痛性敏感、腹部腫脹、乳房脹痛、敏感易怒、憂鬱、失眠、偏頭痛、熱潮紅。

經期疼痛：經血排出障礙，經常伴隨疼痛。

更年期：女性卵巢活動停止並且經期完全停止。

熱潮紅：由於卵巢活動降低引起的女性荷爾蒙不平衡產生的症狀。

分娩、助產：有助於胎兒與胎盤從產道娩出。

產後：分娩之後。

黃體素（孕酮）：生理週期排卵後及懷孕期間分泌的荷爾蒙。它使用在月經過多、更年期障礙，以及某些不孕的案例和預防流產的治療上。

雌激素（動情激素）：刺激女性生殖器官、乳腺成長與月經週期陰道分泌的荷爾蒙。**雌激素不足特別會出現閉經、不孕及更年期症候群。**

類雌激素：分子結構與雌激素相似的物質。

外陰炎：外陰部發炎。

乳腺炎：乳房組織發炎。

念珠菌陰道炎：陰道黏膜假絲酵母屬病症（通常為白色念珠菌）。

陰道炎：陰道發炎的疾病。

生殖器疱疹：與脣疱疹類似的病毒性皮膚疾病，但位於生殖器官。會定期復發。

生殖泌尿系統

膀胱炎：膀胱發炎，引起頻尿與排尿疼痛。

尿道炎：尿道疾病，起因於尿道黏膜發炎。

腎炎：腎臟發炎。

腎絞痛：腰部劇烈疼痛，經常放射至大腿與下腹部。最常見的原因是輸尿管結石（腎與膀胱間管道結石）。

腎盂腎炎：結合細菌間質性腎炎、腎盂炎以及尿路感染。

少尿症：24 小時內排出尿液量減少。

前列腺炎：急性或慢性前列腺發炎。

男性性功能障礙：男性無法勃起或維持能夠正常性交的勃起狀態。起因為器質性或心理性。

皮膚護理

皮膚膿腫：表皮下積膿。

青春期痤瘡、青春痘：發生於青春期皮脂毛囊的問題，會出現黑頭粉刺、膿皰、紫色疤痕，甚至三者皆有。

炭疽病：因葡萄球菌引起的皮膚感染，會出現好幾個癤子，也會侵犯皮下的結締組織。

過敏：外來物質引發人體的過度反應，會有不同種類立即性的反應（溼疹、蕁麻疹、花粉症、氣喘）。

掉髮、頭髮不正常脫落、禿頭：毛髮局部或瀰漫性快速或逐漸地脫落。

血管瘤：先天紅色或略帶紫色的斑塊，來自皮膚血管的聚集，又稱葡萄酒色斑、胎記。

燒燙傷：因高溫、化學或電源產生的組織損害；第一級（僅有疼痛性的紅斑）；第二級（含有纖維蛋白滲出物的水泡，觸摸傷處會疼痛）；第三級（表皮層與真皮層碳化，燒燙傷部位感覺遲鈍甚至無感）。

皮膚念珠菌病：位於皮膚的假絲酵母屬病症（通常為白色念珠菌）。

橘皮組織、蜂窩性組織炎：皮下蜂窩狀組織發炎。另外，其法文詞彙也指「橘皮組織」，這個名稱通常指常發生在女性身上皮下脂肪組織過度發展，形成有礙觀瞻並疼痛的凹凸不平，特別是在大腿與身體側面。

玫瑰痤瘡、酒糟型肌膚：為敏感型肌膚，由於肌膚微血管擴張，導致臉部呈紅色。常見於三十歲以上乾性膚質女性。

溼疹：皮膚病症，特徵為出現極癢的紅色斑塊，覆蓋著小水泡，之後會形成結痂與鱗屑。最常見的原因為與某物質接觸後產生的過敏症狀。

皮疹：皮膚起紅疹，出疹嚴重程度不一。

皮膚皸裂：皮膚上出現的小裂口，特別位於手部、嘴唇與乳頭上。

膿疱瘡：皮膚細菌感染（葡萄球菌或鏈球菌），會形成結痂的病灶，出現在臉上、手上，可能全身都會有。

擦爛紅斑：又稱間擦疹，細菌引起的皮膚病，肇因於皮膚皺摺處發炎，肥胖與流汗會加重病情。

皮膚黴菌病（真菌種類很多，包括酵母菌、蕈類，黴菌為其中一種，引起人類感染的多為黴菌）：非常微小的真菌引起的表皮感染，甚至侵犯真皮。

指甲黴菌病：非常微小的真菌引起的指甲感染。

皮膚水腫：皮下結締組織浮腫，與循環有關（按壓出現凹陷）。

頭皮屑：皮膚細小薄片從頭皮上脫落。

皮膚光敏感反應（光敏性）：皮膚對光線的反應；陽光照射的皮膚部位出現紅斑。

傷口：機械因素導致皮膚組織損傷破壞。

搔癢症：嚴重強烈的發癢。

牛皮癬：良性的紅斑鱗狀皮膚病，位於手肘、膝蓋、下背處與頭皮上。

頭癬：又名金錢癬，頭皮的皮膚病，由一種黴菌引起，會導致掉髮。

皮脂漏：皮脂分泌過於旺盛。

蕁麻疹：皮膚出現紅色或粉紅色腫脹，呈片狀，伴隨搔癢。

盜汗、過度出汗：汗腺分泌過度。

情緒心理

失眠：難以入睡。

冷漠：由於心裡疲憊無反應能力。

具侵略性、攻擊性：暫時或永久的性格障礙，對其他人產生暴力與敵意。

悲傷：傷心的感覺。

焦慮：不安感，包含對於急迫危險的莫名恐懼，以及不同的自律神經系障礙（上腹疼痛、胸悶、出汗……）。

焦躁不安：行為異常，會有誇張無法節制的動作。

精神官能症（神經衰弱）：精神病理狀態，同時有嚴重的情緒改變及智能運動活動減慢的現象。

神經質、神經過敏：處於煩躁狀態，面對事情用超出正常的語言或肢體暴力來反應。

易怒、憤怒：激烈與短暫的狀態，起因於感覺受到他人侵犯。

壓力：指人體遭受攻擊及緊張時，產生的不特定回應或反應。

驚嚇、打擊：強烈且突如其來的情緒，導致心靈受傷。

嬰幼兒照護

長牙期疼痛：新牙長出時造成牙齦鑽孔與鄰近組織重整產生的疼痛。

發燒：身體中心體溫高過 37℃。

過動症：主要指孩童無法控制而需要不斷地活動；受到外界刺激程度深，以至於缺乏專注力。

遺尿：大於四歲的孩童，泌尿器官結構健全，但會不自主排尿，特別是在夜間。

嬰幼兒毛細支氣管炎：急性的下呼吸道病毒感染（經常由呼吸道融合性病毒以及副流行性感冒病毒引起），伴隨呼吸困難、呼吸道阻塞及哮鳴音。常發生在小於六個月的嬰兒身上，有時至 18 個月大的嬰兒都有感染的可能。

鵝口瘡：口腔黏膜疾病，特別是由一種真菌引起的。會出現白色的傷口，唾液呈酸性反應。

風溼病與關節問題

page
174

肌肉痠痛：人體任何骨骼肌的疼痛。

肱骨外上髁炎：又稱網球肘，手肘骨關節突出處發炎。

風溼：出現在關節或關節周邊的疼痛症狀，原因不明，但不會發展至化膿。

骨關節炎：關節軟骨因機械化摩擦而損壞。只限局部，不會影響患者整體狀態。

痛風：身體過多尿酸引起的病症。會有關節疼痛發作，經常先出現在大腳趾。

韌帶過度鬆弛：韌帶彈性與張力嚴重鬆弛。

滑液滲出：來自關節膜的滑液，出現在身體不該出現的部位。

滑囊炎：急性或慢性的滑囊（有利於活動的關節漿膜）發炎。

網球肘：見肱骨外上髁炎。

關節炎：關節滑膜發炎。

類風溼性關節炎：較常出現在女性身上的疾病，侵犯關節滑膜，繼之造成損害。

其他疑難雜症

中毒：人體中毒。

生理疲勞：會有行動上的困難。這種疲累出現在長期或過度勞累之後。

多發性神經炎：侵犯多條周邊神經的疾病。

多發性硬化症：發展緩慢的神經系統與脊髓疾病，會出現局部白色物質脫髓鞘的症狀。神經症狀形態非常多樣，病情發展為發作與緩和階段交替進行。

耳垢阻塞：在外耳耳道中的閉合性塊狀沉積物。

免疫功能：保護人體不受毒物與感染侵襲的細胞與體液因子。

嚴重免疫功能不全：免疫功能系統嚴重低下。

肺泡炎：肺泡發炎。另外，其法文詞彙也指牙槽炎，拔牙後齒槽發炎。

神經炎：神經損傷、病變。

坐骨神經痛：因坐骨神經造成之極度疼痛的病症。

結膜炎：結膜發炎（覆蓋眼睛與眼皮內側的透明薄膜）。原因有細菌、病毒或過敏引起。

疼痛：身體某部位難過的感覺。

偏頭痛：嚴重頭痛，頭部出現強烈痛楚。

頭痛：出現在頭頂的疼痛。

暈機暈車暈船：在行進間的運輸工具上，乘客所能觀察到的所有不適症狀（噁心、頭暈、耳鳴……）。

帶狀疱疹：由帶狀疱疹病毒感染的疾病，延著神經路徑長出水泡。繼之而來則是疼痛。

虛弱乏力：神經、心理、生理或性所引起的體力衰退。

解熱劑：預防發燒或退燒（作用同退燒藥）。

鼻出血：鼻腔流血。

黏狀液、膠漿：一種植物性物質，遇水膨脹成為濃稠膠狀。

腦下垂體：位於蝶鞍的腦部腺體，負責分泌性荷爾蒙與生長激素。

腎上腺：位於腎頂端的腺體。

甲狀腺功能亢進：甲狀腺素分泌過盛。

甲狀腺功能低下：甲狀腺素分泌不足。

下視丘：負責分泌與調節生長激素的腦部腺體。

阿育吠陀相關名詞解釋

消化之火（Agni）：指生物性的火，可以調整新陳代謝、宇宙的力量與蛻變。另外，Agni 在印度教與佛教中也被尊為火神。祂是淨化者，摧毀惡的力量，因此帶來新生。祂是印度婚禮中主要的見證人，堅定夫妻間的熱情，負責食物的烹煮以及將痛苦轉化成幸福。

Ahamkara 自我意識：自我，心智的一部分。個人與自我的認同。

Ama 毒素：毒素，沒有消化或沒有被排掉的食物。Ama 的字面意思是「沒煮熟」或「未消化」。在阿育吠陀的概念裡，Ama 代表的是所有沒有完全被轉化的東西，像是食物，還有思想、情緒及五感。

Buddhi 菩提、覺悟：心智與自我感知被釋放的智慧。

Dharma 法：命運、法則、使命、道路。

Dhatus：七種體組織。

Doshas 督夏：決定體質的三種生物能量。

Guna：屬性、素質。

Kapha 卡法：結合水與土的生物能量，水為主要能量。

Karma 因果、命運或業：原因與結果。所有的行為導致結果，結果反應在個體不同的人生並形成命運。

Mulashara 海底輪：第一脈輪，位於會陰處。創造安全的需求。

Mantra 真言、咒語：最初的聲音。來自 Man（思想）以及 Tra（行動的完成）。在冥想時持頌對身心都有助益。

Nasya 洗鼻劑：藥劑透過鼻腔吸收的治療方法。

Ojas 活力元素：身體所有液體的精華，完美健康、和諧、心靈成長的因素，水能 Kapha 的精華。

Pancha：五。

Pancha Karma 帕奇卡瑪、五業療癒：五種淨化治療的方式，重新找回健康的重要阿育吠陀療法。

Pitta 皮塔：基礎的生物能量，火元素為主，帶一小部分的水能。

Prakriti 原生體質：自然、創造的要素、物質、天生的性質、女性（陰性）的要素。

Prana 普拉納：指氣或生命的能量，往根基方向的運行，能調節吞嚥的功能，同時也是 Vata 風能的主要元素。

Pranayama 調息法：呼吸的技巧。

Rajas 激質、悅性：能量、活動、情緒起伏與不穩定的要素，也是創造變化的特質。

Rasayana 回春療法：讓精神與身體再生的回春療法，可以預防或逆轉老化的過程。

Rishi 李習：聖者、覺知者。來到人間幫助人們發展意識的使者。

Samana 中行氣：是 Vata 風能的其中的一支，主要掌管人體的消化系統。

Samskara：經過累世存在潛意識與身體中，格式化的與模式化的經驗烙印。

Sattva 純質、純淨性：光線、智能、和諧、精華、純粹與意識清晰的要素。

Soma：能量、思想、神經系統的精華。

Srotas 通道：類似中醫經絡的身體精微管道。

Tamas 翳質、惰性：懶惰、麻木無感、遲鈍、陰暗、病態心靈。

Tejas 火：心靈之火，也是火能（Pitta）的至高精華。

Vasti：藥草油質灌腸劑。

Vata 風元素：由空間與空氣元素組成的生物能量，並以空氣元素為主。

Vikriti：疾病、偏離自然。

Veda 吠陀：古印度所有的最重要的經典；Veda 意思是「知識」、「啓示」。

瑜伽（Yoga）：是協調並使知行合一的方法，以心靈角度而言，則是自我實現的科學。

純露配方索引

活化頂輪（第七脈輪）

活化眉心輪（第六脈輪）

活化喉輪（第五脈輪）

活化心輪（第四脈輪）

止痛

抗胃酸

大馬士革玫瑰　p.108
Rose（Rosa damascena）

芫荽　p.30
Coriander（Coriandrum sativum）

胡椒薄荷　p.64
Peppermint（Mentha piperita）

真正薰衣草　p.60
Lavender（Lavandula vera）

露兜　p.98
Kewra（Pandanus odoratus）

抗過敏

西洋蓍草　p.38
Yarrow（Achillea millefolium）

香桃木　p.92
Myrtle（Myrtus communis）

紫蘇　p.72
Shiso（Perilla frutescens）

聖約翰草　p.52
St. John's Wort（Hypericum perforatum）

德國洋甘菊　p.32
Blue Chamomile（Camomilla matricaria）

羅馬洋甘菊　p.36
Roman Chamomile（Chamaemelum nobile）

平喘

大西洋雪松　p.100
Atlas Cedar（Cedrus atlantica）

牛膝草　p.58
Hyssop（Hyssopus officinalis）

乳香　p.40
Frankincense（Boswellia carterii）

香桃木　p.92
Myrtle（Myrtus communis）

紫蘇　p.72
Shiso（Perilla frutescens）

鼠尾草　p.70
Sage（Salvia officinalis）

德國洋甘菊　p.32
Blue Chamomile（Camomilla matricaria）

歐白芷根　p.26
Angelica（Angelica archangelica）

歐洲赤松　p.102
Scots Pine（Pinus sylvestris）

沉香醇羅勒　p.54
Basil Linalol（Ocimum basilicum）

預防早發性子宮收縮、早產

露兜　p.98
Kewra（Pandanus odoratus）

抗憂鬱

糖尿病輔助療法

抗癲癇

止血

天竺葵　p.50
Geranium（Pelargonium asperum）

西洋蓍草　p.38
Yarrow（Achillea millefolium）

岩玫瑰　p.42
Cistus（Cistus ladaniferus）

消腫

永久花　p.34
Immortelle／Everlasting（Helichrysum italicum）

消炎

大馬士革玫瑰　p.108
Rose（Rosa damascena）

天竺葵　p.50
Geranium（Pelargonium asperum）

月桂　p.80
Bay（Laurus nobilis）

永久花　p.34
Immortelle／Everlasting（Helichrysum italicum）

白玉蘭　p.88
Champaca（Michelia alba）

西洋蓍草　p.38
Yarrow（Achillea millefolium）

佛手柑　p.112
Bergamot（Citrus bergamia）

快樂鼠尾草　p.56
Clary Sage（Salvia sclarea）

杜松　p.46
Juniper（Juniperus communis）

乳香　p.40
Frankincense（Boswellia carterii）

依蘭　p.24
Ylang Ylang（Cananga odorata）

岩玫瑰　p.42
Cistus（Cistus ladaniferus）

玫瑰草　p.104
Palmarosa（Cymbopogon martinii）

芫荽　p.30
Coriander（Coriandrum sativum）

胡椒薄荷　p.64
Peppermint（Mentha piperita）

胡蘿蔔籽　p.28
Carrot Seed（Daucus carota）

香桃木　p.92
Myrtle（Myrtus communis）

格陵蘭喇叭茶　p.48
Ledum groenlandicum

真正薰衣草　p.60
Lavender（Lavandula vera）

馬鬱蘭　p.62
Marjoram（Origanum majorana）

紫蘇　p.72
Shiso（Perilla frutescens）

聖約翰草　p.52
St. John's Wort（Hypericum perforatum）

鼠尾草　p.70
Sage（Salvia officinalis）

德國洋甘菊　p.32
Blue Chamomile（Camomilla matricaria）

歐白芷根　p.26
Angelica（Angelica archangelica）

歐洲赤松　p.102
Scots Pine（Pinus sylvestris）

錫蘭肉桂　p.84
Cinnamon（Cinnamomum verum）

檀香　p.116
Sandalwood（Santalum album）

穗甘松　p.120
Spikenard（Nardostachys jatamansi）

檸檬馬鞭草　p.122
Lemon Verbena（Lippia citriodora）

羅文莎葉（桉油樟）　p.86
Ravintsara（Cinnamomum camphora, ct. cineoliferum）

羅馬洋甘菊　p.36
Roman Chamomile（Chamaemelum nobile）

露兜　p.98
Kewra（Pandanus odoratus）

抗神經痛

西洋蓍草　p.38
Yarrow（Achillea millefolium）

抗氧化

大馬士革玫瑰　p.108
Rose（Rosa damascena）

馬鞭草酮迷迭香　p.66
Rosemary Verbenone（Rosmarinus, ct. verbenoniferum）

紫蘇　p.72
Shiso（Perilla frutescens）

鼠尾草　p.70
Sage（Salvia officinalis）

藍膠尤加利　p.90
Eucalyptus globulus

露兜　p.98
Kewra（Pandanus odoratus）

抗寄生蟲

大西洋雪松　p.100
Atlas Cedar（Cedrus atlantica）

天竺葵　p.50
Geranium（Pelargonium asperum）

冬季香薄荷　p.78
Winter Savory（Satureja montana）

百里酚百里香　p.76
Thyme Thymol（Thymus vulgaris, ct. thymoliferum）

沉香醇百里香　p.74
Thyme Linalool（Thymus vulgaris, ct. linaloliferum）

玫瑰草　p.104
Palmarosa（Cymbopogon martinii）

芫荽　p.30
Coriander（Coriandrum sativum）

真正薰衣草　p.60
Lavender（Lavandula vera）

馬鞭草酮迷迭香　p.66
Rosemary Verbenone（Rosmarinus, ct. verbenoniferum）

鼠尾草　p.70
Sage（Salvia officinalis）

羅馬洋甘菊　p.36
Roman Chamomile（Chamaemelum nobile）

抗菌

抗壓

抗痙攣

止汗

止咳

抗焦慮

大馬士革玫瑰　p.108
Rose（Rosa damascena）

佛手柑　p.112
Bergamot（Citrus bergamia）

快樂鼠尾草　p.56
Clary Sage（Salvia sclarea）

依蘭　p.24
Ylang Ylang（Cananga odorata）

岩蘭草　p.106
Vetiver（Vetiveria zizanoides）

玫瑰草　p.104
Palmarosa（Cymbopogon martinii）

茉莉　p.96
Jasmine（Jasminum officinale）

馬鬱蘭　p.62
Marjoram（Origanum majorana）

聖約翰草　p.52
St. John's Wort（Hypericum perforatum）

橙花　p.114
Neroli（Citrus aurantium）

穗甘松　p.120
Spikenard（Nardostachys jatamansi）

檸檬馬鞭草　p.122
Lemon Verbena（Lippia citriodora）

羅文莎葉（桉油樟）　p.86
Ravintsara（Cinnamomum camphora, ct. cineoliferum）

刺激性慾

大馬士革玫瑰　p.108
Rose（Rosa damascena）

白玉蘭　p.88
Champaca（Michelia alba）

佛手柑　p.112
Bergamot（Citrus bergamia）

乳香　p.40
Frankincense（Boswellia carterii）

依蘭　p.24
Ylang Ylang（Cananga odorata）

茉莉　p.96
Jasmine（Jasminum officinale）

錫蘭肉桂　p.84
Cinnamon（Cinnamomum verum）

檀香　p.116
Sandalwood（Santalum album）

露兜　p.98
Kewra（Pandanus odoratus）

收斂

殺菌

鎮靜舒緩

大馬士革玫瑰　p.108
Rose（Rosa damascena）

依蘭　p.24
Ylang Ylang（Cananga odorata）

岩蘭草　p.106
Vetiver（Vetiveria zizanoides）

玫瑰草　p.104
Palmarosa（Cymbopogon martinii）

茉莉　p.96
Jasmine（Jasminum officinale）

馬鬱蘭　p.62
Marjoram（Origanum majorana）

聖約翰草　p.52
St. John's Wort（Hypericum perforatum）

德國洋甘菊　p.32
Blue Chamomile（Camomilla matricaria）

橙花　p.114
Neroli（Citrus aurantium）

檀香　p.116
Sandalwood（Santalum album）

穗甘松　p.120
Spikenard（Nardostachys jatamansi）

檸檬馬鞭草　p.122
Lemon Verbena（Lippia citriodora）

羅文莎葉（桉油樟）　p.86
Ravintsara（Cinnamomum camphora, ct. cineoliferum）

羅馬洋甘菊　p.36
Roman Chamomile（Chamaemelum nobile）

消脹氣

月桂　p.80
Bay（Laurus nobilis）

佛手柑　p.112
Bergamot（Citrus bergamia）

乳香　p.40
Frankincense（Boswellia carterii）

馬鞭草酮迷迭香　p.66
Rosemary Verbenone（Rosmarinus officinalis, ct. verbenoniferum）

歐白芷根　p.26
Angelica（Angelica archangelica）

穗甘松　p.120
Spikenard（Nardostachys jatamansi）

促進心臟收縮

大西洋雪松　p.100
Atlas Cedar（Cedrus atlantica）

大馬士革玫瑰　p.108
Rose（Rosa damascena）

天竺葵　p.50
Geranium（Pelargonium asperum）

白玉蘭　p.88
Champaca（Michelia alba）

乳香　p.40
Frankincense（Boswellia carterii）

依蘭　p.24
Ylang Ylang（Cananga odorata）

岩蘭草　p.106
Vetiver（Vetiveria zizanoides）

玫瑰草　p.104
Palmarosa（Cymbopogon martinii）

降低骨盆腔充血

大馬士革玫瑰　p.108
Rose（Rosa damascena）

快樂鼠尾草　p.56
Clary Sage（Salvia sclarea）

依蘭　p.24
Ylang Ylang（Cananga odorata）

岩蘭草　p.106
Vetiver（Vetiveria zizanoides）

紫蘇　p.72
Shiso（Perilla frutescens）

絲柏　p.44
Cypress（Cupressus sempervirens）

鼠尾草　p.70
Sage（Salvia officinalis）

檀香　p.116
Sandalwood（Santalum album）

檸檬馬鞭草　p.122
Lemon Verbena（Lippia citriodora）

降低靜脈充血

大馬士革玫瑰　p.108
Rose（Rosa damascena）

西洋蓍草　p.38
Yarrow（Achillea millefolium）

岩蘭草　p.106
Vetiver（Vetiveria zizanoides）

馬鞭草酮迷迭香　p.66
Rosemary Verbenone（Rosmarinus officinalis, ct. verbenoniferum）

馬鬱蘭　p.62
Marjoram（Origanum majorana）

絲柏　p.44
Cypress（Cupressus sempervirens）

鼠尾草　p.70
Sage（Salvia officinalis）

歐洲赤松　p.102
Scots Pine（Pinus sylvestris）

檀香　p.116
Sandalwood（Santalum album）

穗甘松　p.120
Spikenard（Nardostachys jatamansi）

淨化排毒

助消化

利尿

杜松　p.46
Juniper（Juniperus communis）

乳香　p.40
Frankincense（Boswellia carterii）

茉莉　p.96
Jasmine（Jasminum officinale）

馬鞭草酮迷迭香　p.66
Rosemary Verbenone（Rosmarinus officinalis, ct. verbenoniferum）

鼠尾草　p.70
Sage（Salvia officinalis）

歐洲赤松　p.102
Scots Pine（Pinus sylvestris）

錫蘭肉桂　p.84
Cinnamon（Cinnamomum verum）

檀香　p.116
Sandalwood（Santalum album）

穗甘松　p.120
Spikenard（Nardostachys jatamansi）

通經

月桂　p.80
Bay（Laurus nobilis）

快樂鼠尾草　p.56
Clary Sage（Salvia sclarea）

岩蘭草　p.106
Vetiver（Vetiveria zizanoides）

玫瑰草　p.104
Palmarosa（Cymbopogon martinii）

茉莉　p.96
Jasmine（Jasminum officinale）

鼠尾草　p.70
Sage（Salvia officinalis）

穗甘松　p.120
Spikenard（Nardostachys jatamansi）

平衡女性荷爾蒙

大馬士革玫瑰　p.108
Rose（Rosa damascena）

天竺葵　p.50
Geranium（Pelargonium asperum）

西洋蓍草　p.38
Yarrow（Achillea millefolium）

岩蘭草　p.106
Vetiver（Vetiveria zizanoides）

絲柏　p.44
Cypress（Cupressus sempervirens）

鼠尾草　p.70
Sage（Salvia officinalis）

穗甘松　p.120
Spikenard（Nardostachys jatamansi）

提升血壓

增強免疫力

溶解結石

化解黏液

滋補神經系統

類雌激素作用

快樂鼠尾草　p.56
Clary Sage（Salvia sclarea）

鼠尾草　p.70
Sage（Salvia officinalis）

類黃體酮、
孕激素作用

貞節樹　p.124
Vitex（Vitex agnus castus）

馬鞭草酮迷迭香　p.66
Rosemary Verbenone（Rosmarinus officinalis, ct.
verbenoniferum）

清血、淨化血液

永久花　p.34
Immortelle／Everlasting（Helichrysum italicum）

緊緻肌膚

大馬士革玫瑰　p.108
Rose（Rosa damascena）

依蘭　p.24
Ylang Ylang（Cananga odorata）

岩玫瑰　p.42
Cistus（Cistus ladaniferus）

岩蘭草　p.106
Vetiver（Vetiveria zizanoides）

馬鞭草酮迷迭香　p.66
Rosemary Verbenone（Rosmarinus officinalis, ct.
verbenoniferum）

穗甘松　p.120
Spikenard（Nardostachys jatamansi）

促進肌膚再生、修復

大西洋雪松　p.100
Atlas Cedar（Cedrus atlantica）

大馬士革玫瑰　p.108
Rose（Rosa damascena）

白玉蘭　p.88
Champaca（Michelia alba）

乳香　p.40
Frankincense（Boswellia carterii）

依蘭　p.24
Ylang Ylang（Cananga odorata）

岩蘭草　p.106
Vetiver（Vetiveria zizanoides）

胡蘿蔔籽　p.28
Carrot Seed（Daucus carota）

鼠尾草　p.70
Sage（Salvia officinalis）

安神

佛手柑　p.112
Bergamot（Citrus bergamia）

依蘭　p.24
Ylang Ylang（Cananga odorata）

岩蘭草　p.106
Vetiver（Vetiveria zizanoides）

真正薰衣草　p.60
Lavender（Lavandula vera）

聖約翰草　p.52
St. John's Wort（Hypericum perforatum）

橙花　p.114
Neroli（Citrus aurantium）

穗甘松　p.120
Spikenard（Nardostachys jatamansi）

檸檬馬鞭草　p.122
Lemon Verbena（Lippia citriodora）

羅文莎葉（桉油樟）　p.86
Ravintsara（Cinnamomum camphora, ct. cineoliferum）

促進肝臟機能

天竺葵　p.50
Geranium（Pelargonium asperum）

佛手柑　p.112
Bergamot（Citrus bergamia）

杜松　p.46
Juniper（Juniperus communis）

岩蘭草　p.106
Vetiver（Vetiveria zizanoides）

格陵蘭喇叭茶　p.48
Ledum groenlandicum

馬鞭草酮迷迭香　p.66
Rosemary Verbenone（Rosmarinus officinalis, ct. verbenoniferum）

絲柏　p.44
Cypress（Cupressus sempervirens）

鼠尾草　p.70
Sage（Salvia officinalis）

歐白芷根　p.26
Angelica（Angelica archangelica）

檸檬馬鞭草　p.122
Lemon Verbena（Lippia citriodora）

藍膠尤加利　p.90
Eucalyptus globulus

促進新陳代謝

冬季香薄荷　p.78
Winter Savory（Satureja montana）

茉莉　p.96
Jasmine（Jasminum officinale）

茶樹　p.94
Tea Tree（Melaleuca alternifolia）

馬鞭草酮迷迭香　p.66
Rosemary Verbenone（Rosmarinus officinalis, ct. verbenoniferum）

鼠尾草　p.70
Sage（Salvia officinalis）

歐洲赤松　p.102
Scots Pine（Pinus sylvestris）

檸檬馬鞭草　p.122
Lemon Verbena（Lippia citriodora）

促進胰臟機能

天竺葵　p.50
Geranium（Pelargonium asperum）

永久花　p.34
Immortelle ／ Everlasting（Helichrysum italicum）

佛手柑　p.112
Bergamot（Citrus bergamia）

杜松　p.46
Juniper（Juniperus communis）

岩蘭草　p.106
Vetiver（Vetiveria zizanoides）

胡椒薄荷　p.64
Peppermint（Mentha piperita）

馬鞭草酮迷迭香　p.66
Rosemary Verbenone（Rosmarinus officinalis, ct. verbenoniferum）

絲柏　p.44
Cypress（Cupressus sempervirens）

鼠尾草　p.70
Sage（Salvia officinalis）

歐白芷根　p.26
Angelica（Angelica archangelica）

檸檬馬鞭草　p.122
Lemon Verbena（Lippia citriodora）

藍膠尤加利　p.90
Eucalyptus globulus

促進腎臟機能

杜松　p.46
Juniper（Juniperus communis）

馬鞭草酮迷迭香　p.66
Rosemary Verbenone（Rosmarinus officinalis, ct. verbenoniferum）

絲柏　p.44
Cypress（Cupressus sempervirens）

鼠尾草　p.70
Sage（Salvia officinalis）

藍膠尤加利　p.90
Eucalyptus globulus

促進甲狀腺功能

茶樹　p.94
Tea Tree（Melaleuca alternifolia）

馬鞭草酮迷迭香　p.66
Rosemary Verbenone（Rosmarinus officinalis, ct. verbenoniferum）

歐洲赤松　p.102
Scots Pine（Pinus sylvestris）

檸檬馬鞭草　p.122
Lemon Verbena（Lippia citriodora）

藍膠尤加利　p.90
Eucalyptus globulus

促進血液及
淋巴系統循環

促進食欲

促進子宮收縮

促進血管舒張

岩蘭草　p.106
Vetiver（Vetiveria zizanoides）

檀香　p.116
Sandalwood（Santalum album）

穗甘松　p.120
Spikenard（Nardostachys jatamansi）

抗病毒
Virucide

天竺葵　p.50
Geranium（Pelargonium asperum）

月桂　p.80
Bay（Laurus nobilis）

冬季香薄荷　p.78
Winter Savory（Satureja montana）

百里酚百里香　p.76
Thyme Thymol（Thymus vulgaris, ct. thymoliferum）

佛手柑　p.112
Bergamot（Citrus bergamia）

沉香醇百里香　p.74
Thyme CT. Linalool（Thymus vulgaris,ct. linaloliferum）

玫瑰草　p.104
Palmarosa（Cymbopogon martinii）

芫荽　p.30
Coriander（Coriandrum sativum）

胡椒薄荷　p.64
Peppermint（Mentha piperita）

香桃木　p.92
Myrtle（Myrtus communis）

真正薰衣草　p.60
Lavender（Lavandula vera）

茶樹　p.94
Tea Tree（Melaleuca alternifolia）

羅文莎葉（桉油樟）　p.86
Ravintsara（Cinnamomum camphora, ct. cineoliferum）

參考書目

純露芳香療法 —— 英文版（Hydrosols, the next aromatherapy）
作者：蘇珊・凱帝（Suzanne Catty）
出版社：Healing Arts Press（中文版：世茂）

水所隱藏的訊息 —— 法文版（Les messages cachés de l'eau）
作者：江本勝（Masaru Emoto）
出版社：Trédaniel

375 種精油與純露 —— 英文版（375 essential oils and hydrosols）
作者：Jeanne Rose
出版社：Frog Ltd.

認識純露：芳香療法的精確實用純露，給健康專業人員的指南 —— 英文版（Understanding hydrolats : the specific hydrosols for Aromatherapy, a guide for professionals）
作者：Len, Shirley Price
出版社：Churchill Livingstone

純露大百科 -- 德文版（Das grosse Buch der Pflanzenwässer）
作者：Susanne Fischer-Rizzi
出版社：AT-Verlag

特別感謝

書寫一本關於醫藥或療法的書籍是一項團隊的工作，以群體所累積的知識和經驗為基礎的集體共同探險。

我深深感謝 Usha Veda 學校的老師，他們是芳香療法與純露療法領域公認的專家與治療師。他們傳授知識的熱情對我們參與課程的學員而言是一項大禮。也多虧了學員珍貴的經驗回饋，一切都變得清楚與容易理解。特別感謝我的團隊成員 Catherine、Jaquline 以及 Patricia，她們跟我一樣對植物與自然療法有超過二十年的熱情。妳們的奉獻與忠誠幫助了我個人的進步。

謝謝在這場純露、精油與阿育吠陀的探險中陪伴我們的學員；你們是我靈感的泉源，你們的參與讓我如虎添翼。

感謝我台灣的心靈姊妹佑君與肯園團隊。因為你們，我才能認識像是紫蘇以及白玉蘭這些特別的純露。透過貴中心能夠在全亞洲授課讓我充滿喜悅。你們的信任與熱情激發我超越極限。

在某些計畫中，出版的工作是極其重要的。這本書如果沒有我的出版商 Bénédicte 及 Benoît 無條件的鼓勵是不可能完成的。謝謝你們對自然醫學的信仰。我們透過這場新的探險又再一次一起成長。

這本書在書寫過程中，得到許多幫助讓它更容易理解，更加精確。感謝 Fabienne 閱讀後珍貴的建議與修正。我也特別要感謝 Pierrete 及 Marie-Luce 的仔細校對。

今天，我能夠有機會把我的知識與熱情分享到世界各個角落，首先是因為家人對植物擁有獨一無二的愛與信任。我的生命充滿了對家人與參與這場探索人士的感謝。因為有你們所有的人，Usha Sarl 以及 Usha Veda Sarl 才能獲得成功。

十分感謝我的妯娌 Martine 愉快的性格與組織力。感謝我的兒子 Alexandre 的創意與珍貴的溝通建議。當然還有我的先生 Philippe，在探險開始之初，永遠的支持、堅持與洞察力。

感謝全球供應我們這些美好純露與珍貴精油的生產者。先謝謝你們接下來幾年肯定會問世的所有美好新品。

最後，感謝大自然賜予我們種類如此繁多的植物，給予我們支持、療癒，並讓我們成長。

Lydia Bosson

taste 9

純露芳療全書
涵養植物靈魂的能量之水，療癒身心的生命之泉（二版）
HYDROLATHÉRAPIE - Guérir avec les eaux subtiles des plantes

The original edition is written in French

作　者　綠蒂亞‧波松 Lydia Bosson
譯　者　田淑婷、陳素麗、楊幸蘋、歐陽瑞聰（依姓名筆劃順序排列）
審　訂　肯園芳療師 陳桂華、張錫宗、楊涵雲（依姓名筆劃順序排列）
校　稿　陳桂華、張錫宗、楊涵雲、黃虹霖（依姓名筆劃順序排列）
企劃協力　侯聖欣

野人文化股份有限公司
社　　長　張瑩瑩
總 編 輯　蔡麗真
責任編輯　楊玲宜、李怡庭
行銷企劃經理　林麗紅
行銷企劃　蔡逸萱、李映柔
美術設計　謝璧卉、周家瑤
插　　畫　謝璧卉
內頁排版　藍天圖物宣字社

出　　版　野人文化股份有限公司
發　　行　遠足文化事業股份有限公司（讀書共和國出版集團）
　　　　　地址：23141 新北市新店區民權路 108-2 號 9 樓
　　　　　電話：（02）2218-1417　傳真：（02）8667-1065
　　　　　電子信箱：service@bookrep.com.tw
　　　　　網址：www.bookrep.com.tw
　　　　　郵撥帳號：19504465 遠足文化事業股份有限公司
　　　　　客服專線：0800-221-029
法律顧問　華洋法律事務所　蘇文生律師
印　　製　凱林彩印股份有限公司
初　　版　2016 年 4 月
二　　版　2022 年 7 月
二版 2 刷　2023 年 11 月

定　　價　880 元
有著作權‧侵害必究
特別聲明：有關本書中的言論內容，不代表本公司／出版集團之立場與意見，文責由作者自行承擔
歡迎團體訂購，另有優惠，請洽業務部（02）22181417 分機 1124、1135

國家圖書館出版品預行編目（CIP）資料

純露芳療全書：涵養植物靈魂的能量之水，療癒身心的生
命之泉／綠蒂亞‧波松（Lydia Bosson）著；田淑婷，陳素麗，
楊幸蘋，歐陽瑞聰譯 . -- 二版 . -- 新北市：野人文化股份有
限公司出版：遠足文化事業股份有限公司發行，2022.07
　　面；　　公分 . -- (taste；9)
譯自：Hydrolathérapie : guérir avec les eaux subtiles des plantes
ISBN 978-986-384-738-0（精裝）
ISBN 978-986-384-740-3（PDF）
ISBN 978-986-384-739-7（EPUB）

1. CST：芳香療法　2. CST：香精油

418.995　　　　　　　　　　　　　　　　　111008597

純露芳療全書　　野人文化官方網頁

線上讀者回函專用 QR CODE，你的寶貴意見，
將是我們進步的最大動力。

作者介紹

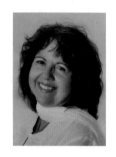

綠蒂亞 · 波松
Lydia Bosson

Lydia Bosson 是非常特別的芳療講師，她深受盎格魯與希臘的血統淵源影響，不但很早便開始關注身心靈健康，更長於以整體療癒觀點來思考，因此對芳香療法、阿育吠陀等皆有獨到的見解。

她與夫婿 Philippe（菲利浦）及負責課程的團隊，一起在瑞士創立了「Usha Veda 自然療法學院」，此學院的創立是為了教授以下科目：芳香療法、解剖學、病理生理學、植物療法，甚至包含了芳香五星術、靜心等課程。

辦學嚴謹認真的 Lydia Bosson，其教育訓練雖是為醫療專業人士所開設，但一般大眾也可以參加；她的目標是在植物與人類之間、科學理解與能量感知之間、身體與靈魂之間，搭起連結的橋梁。她渴望啓發人們重新找回自己的存在，並發現自己的天職。

Lydia Bosson 同時也是優秀的作者，已經有以下書籍出版：

《芳香療法能量學》*Aromathérapie énergétique*

《純露芳療全書》*Hydrolathérapie*

《芳香五星術》*La pentanalogie miroir du destin*

《一杯熱水》*La tasse d'eau chaude à la santé de la vie*

《精油伴我成長》*Grandir avec les huiles essentielles*

這幾本書除了法文版，也以德文、義大利文、西班牙文發行出版。

譯者簡介

田淑婷

師大法語中心法語教師、《Elle》雜誌法文翻譯。熱愛一切自然療法，使用精油有十五年的經驗，也曾進修過芳香療法課程。

陳素麗

台大外文系。喜拈花惹草，探索世界各個角落中豐富獨特的香氣。
譯作：《發現圖唐卡蒙》、《林先生的小孫女》、《奇幻島冒險記》等。

楊幸蘋

法國圖魯斯第二大學語言學碩士，現任職於台灣法國文化協會。
業餘芳療愛好者。

歐陽瑞聰

台灣台南人。法國圖魯斯第二大學語言學碩士，現為財團法人語言訓練測驗中心法語研究員。

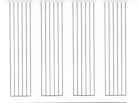

廣　告　回　函
板橋郵政管理局登記證
板　橋　廣　字　第 143 號

郵資已付　免貼郵票

書號：0NTS4009　

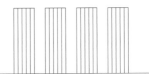

23141
新北市新店區民權路 108-2 號 9 樓
野人文化股份有限公司　收

請沿線撕下對折寄回

書號：0NTS4009　野人

野人文化讀者回函卡

感謝你購買《純露芳療全書》

姓　名	□女 □男　　年齡	
地　址		
地　址		
電　話	手機	
Email		

□同意 □不同意　　收到野人文化新書電子報

學　歷　□國中(含以下)　　　□高中職　　□大專　　　　□研究所以上
職　業　□生產/製造　□金融/商業　□傳播/廣告　□軍警/公務員
　　　　□教育/文化　□旅遊/運輸　□醫療/保健　□仲介/服務
　　　　□學生　　　□自由/家管　□其他

◆ 你從何處知道此書？
　□書店：名稱 ＿＿＿＿＿＿＿＿＿＿＿＿　□網路：名稱 ＿＿＿＿＿＿＿＿＿＿＿
　□量販店：名稱 ＿＿＿＿＿＿＿＿＿＿　□其他 ＿＿＿＿＿＿＿＿＿＿＿＿＿

◆ 你以何種方式購買本書？
　□誠品書店　□誠品網路書店　□金石堂書店　□金石堂網路書店
　□博客來網路書店　□其他 ＿＿＿＿＿＿＿＿＿＿＿＿＿＿＿

◆ 你的閱讀習慣：
　□親子教養　□文學　□翻譯小說　□日文小說　□華文小說　□藝術設計
　□人文社科　□自然科學　□商業理財　□宗教哲學　□心理勵志
　□休閒生活（旅遊、瘦身、美容、園藝等）　□手工藝／DIY　□飲食／食譜
　□健康養生　□兩性　□圖文書／漫畫　□其他 ＿＿＿＿＿＿＿＿＿＿＿

◆ 你對本書的評價：（請填代號，1. 非常滿意　2. 滿意　3. 尚可　4. 待改進）
　書名 ＿＿＿＿　封面設計 ＿＿＿＿　版面編排 ＿＿＿＿　印刷 ＿＿＿＿　內容 ＿＿＿＿
　整體評價 ＿＿＿＿＿＿＿＿＿＿＿＿＿＿＿＿＿＿＿＿＿

◆ 你對本書的建議：
　＿＿＿＿＿＿＿＿＿＿＿＿＿＿＿＿＿＿＿＿＿＿＿＿＿＿＿＿
　＿＿＿＿＿＿＿＿＿＿＿＿＿＿＿＿＿＿＿＿＿＿＿＿＿＿＿＿
　＿＿＿＿＿＿＿＿＿＿＿＿＿＿＿＿＿＿＿＿＿＿＿＿＿＿＿＿

野人文化粉絲專頁
http://www.facebook.com/yerenpublish
野人